NINA WINKLER

BAUCH BEINE PO

DAS INTENSIVPROGRAMM FÜR IHRE TRAUMFIGUR

NIKOL
VERLAG

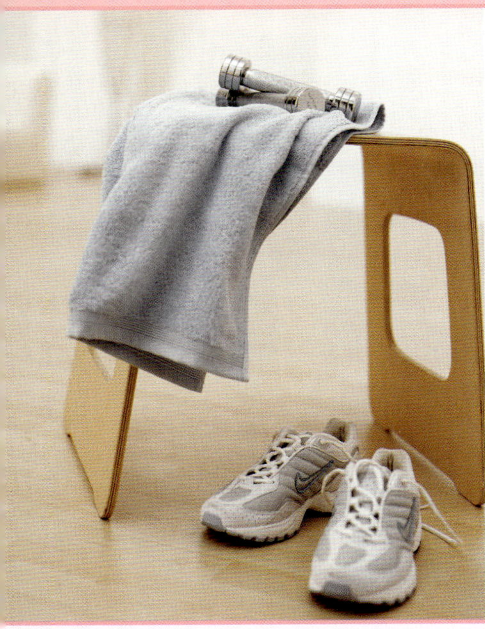

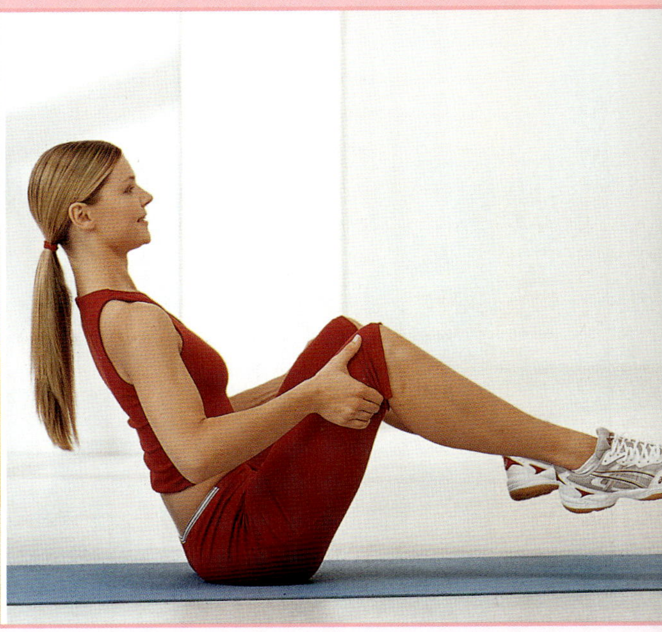

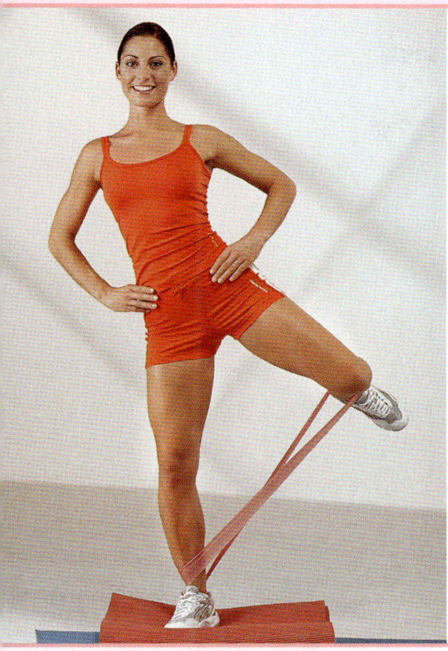

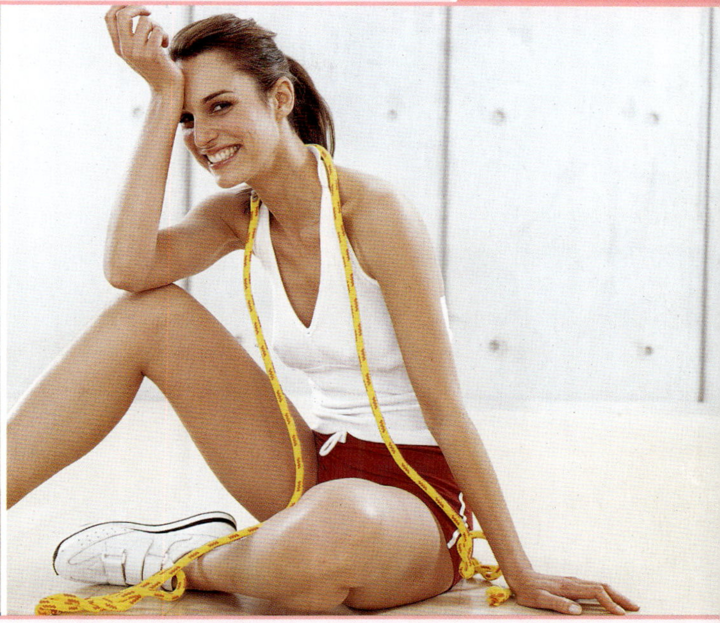

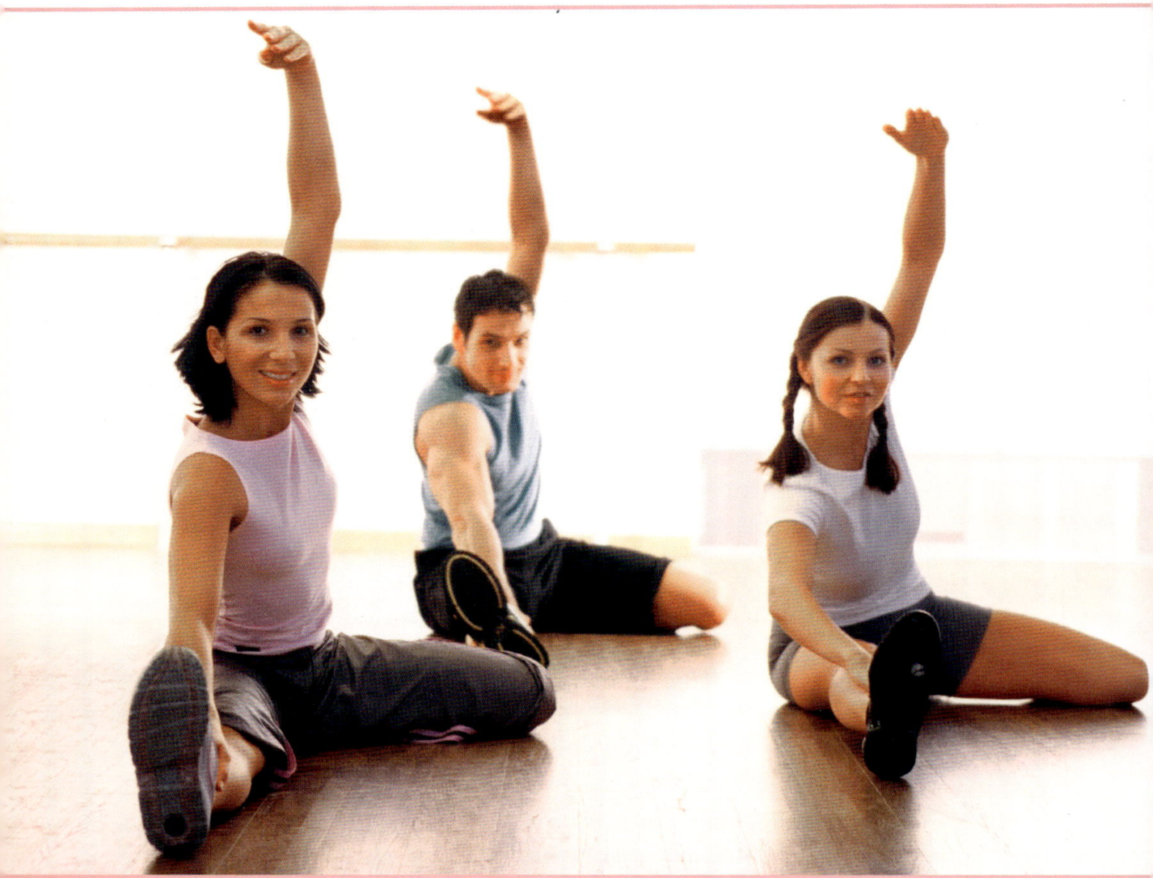

DIE AUTORIN

Nina Winkler arbeitet als Autorin und Fitness-Expertin in München. Sie hat zahlreiche Aus- und Fortbildungen absolviert – unter anderem in Aerobic, Bauch-Beine-Po, Core-Training, Tae Bo und verschiedenen Yoga-Formen. Seit vielen Jahren leitet sie Group-Training-Kurse in namhaften Fitness-Studios, entwickelt Workout-Programme und bildet Trainer aus. Zwei Jahre lang war sie als Redakteurin in den Ressorts Fitness, Gesundheit und Reise des Magazins »Shape« tätig. Für verschiedene Magazine schreibt sie außerdem regelmäßig zu ihrem Spezialgebiet Fitness. 2003 entwickelte sie das Programm »Emotional Moves« und schrieb dazu das Drehbuch für die Fernsehreihe »Telegym«. Im GRÄFE UND UNZER VERLAG ist von ihr in Zusammenarbeit mit Dr. Tomas Buchhorn auch »Das große GU Laufbuch« erschienen.

Ein Wort zuvor

Sommer, 30 Grad im Schatten, optimales Badewetter – und auch noch Wochenende. Ich bin gespannt, ob mein Kurs im Fitness-Studio stattfindet. Bauch-Beine-Po-Training steht auf dem Programm. Dann die Überraschung: Fast 30 Teilnehmerinnen kommen, der Kursraum ist rappelvoll. Ich bin überwältigt von so viel Disziplin. Und keine einzige Teilnehmerin ist schlecht gelaunt, alles schnattert und lacht und hat Lust auf ein intensives Workout. Keine Frage, diese Frauen wissen genau, was sie wollen – und was sie für ihre Anstrengung bekommen. Erstens: tolle Beine, einen knackigen Po, eine straffe Mitte. Zweitens: gute Laune, Zufriedenheit und Ausgeglichenheit. Und drittens: eine sensationelle Ausstrahlung und viel Selbstbewusstsein. Denn die größte Problemzone verschwindet beim Sport ganz nebenbei: der Selbstzweifel im Kopf.

Mit einer positiven Einstellung können auch Sie Ihr Ziel erreichen – egal, ob Sie sich vorgenommen haben, zwei Hosengrößen zu verlieren, den Bauch zu straffen oder die Cellulite zu bekämpfen. Dafür müssen Sie sich keineswegs quälen. Ganz im Gegenteil: Seien Sie gut zu sich und verändern Sie Ihren Körper, indem Sie sich mit ihm verbünden! Mit einem Freund trainiert es sich wesentlich leichter als mit einem Feind. Schon nach dem ersten Training werden Sie merken, wie Ihre Selbstzweifel kleiner werden und Sie an Ausstrahlung gewinnen. Damit sich dieses Wohlgefühl auf Dauer einstellt und nicht die Ausnahme, sondern die Regel darstellt, habe ich das folgende Bauch-Beine-Po-Intensivprogramm für Sie entwickelt. Egal, welches Trainingsniveau Sie haben – hier finden Sie für jeden Level die passenden Übungen. Leichte Moves für Einsteiger, etwas schwierigere Varianten für Geübte und eine besondere Herausforderung für Fortgeschrittene. Sie werden sehen, das Problem im Kopf, das kleine Teufelchen, das Ihnen ein schlechtes Gewissen macht, wird mit jedem Training geringer werden. Bis es schließlich ganz verschwindet – zusammen mit Ihren Problemzonen.

Nina Winkler

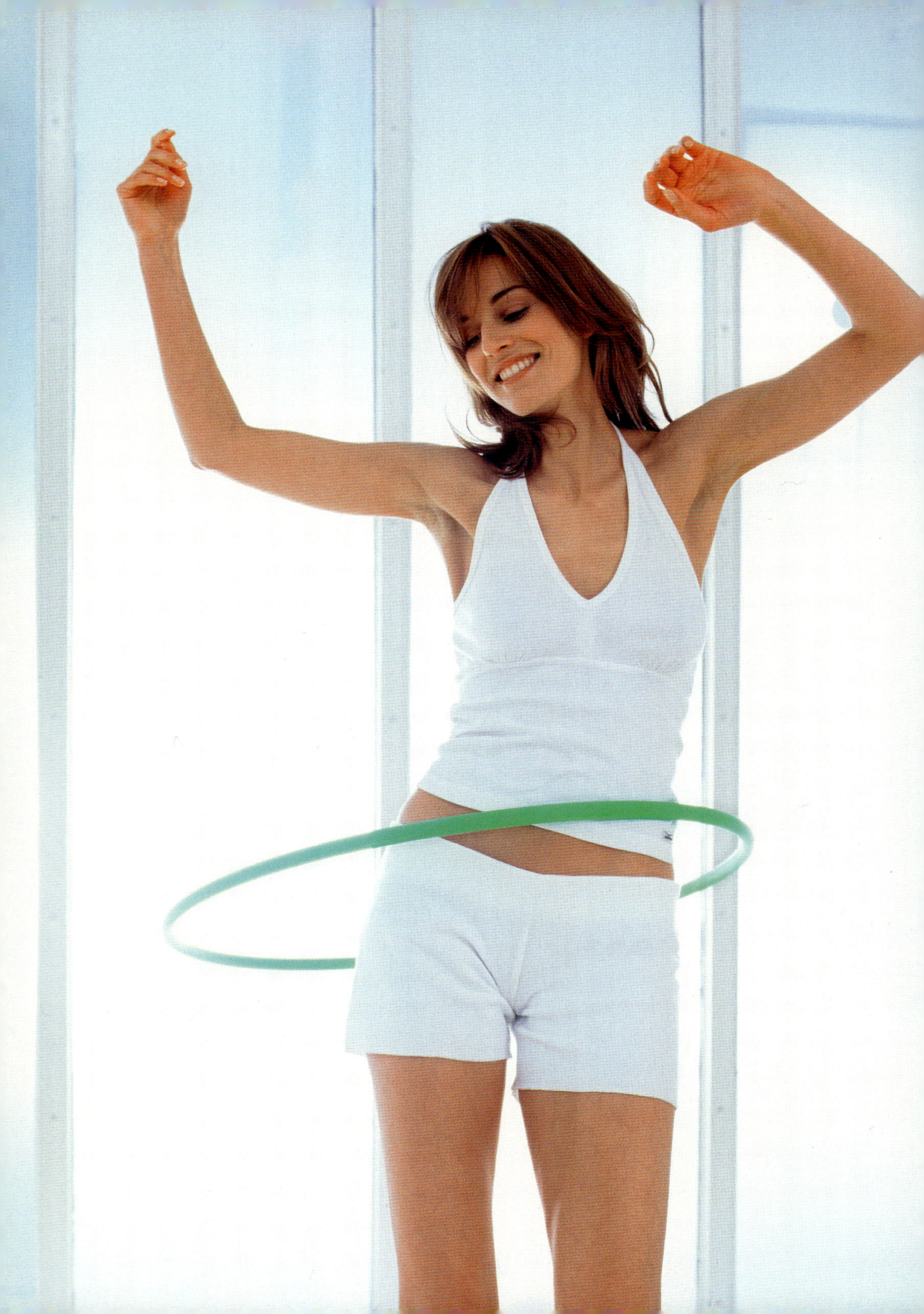

Die Basics:
Kommen Sie sich näher

Endlich schlank, straff, sexy: Freuen Sie sich auf Ihre Wunschfigur! Mit einem effektiven Bauch-Beine-Po-Training rückt der Erfolg in greifbare Nähe. Ein paar spezielle Kenntnisse sollten Sie sich allerdings aneignen: was Ihr Körperbau verrät, wo Ihre Problemzonen sitzen, welche Ausstattung Sie für Ihr Training brauchen und wie Sie das Programm mit einer ausgewogenen Ernährung unterstützen.

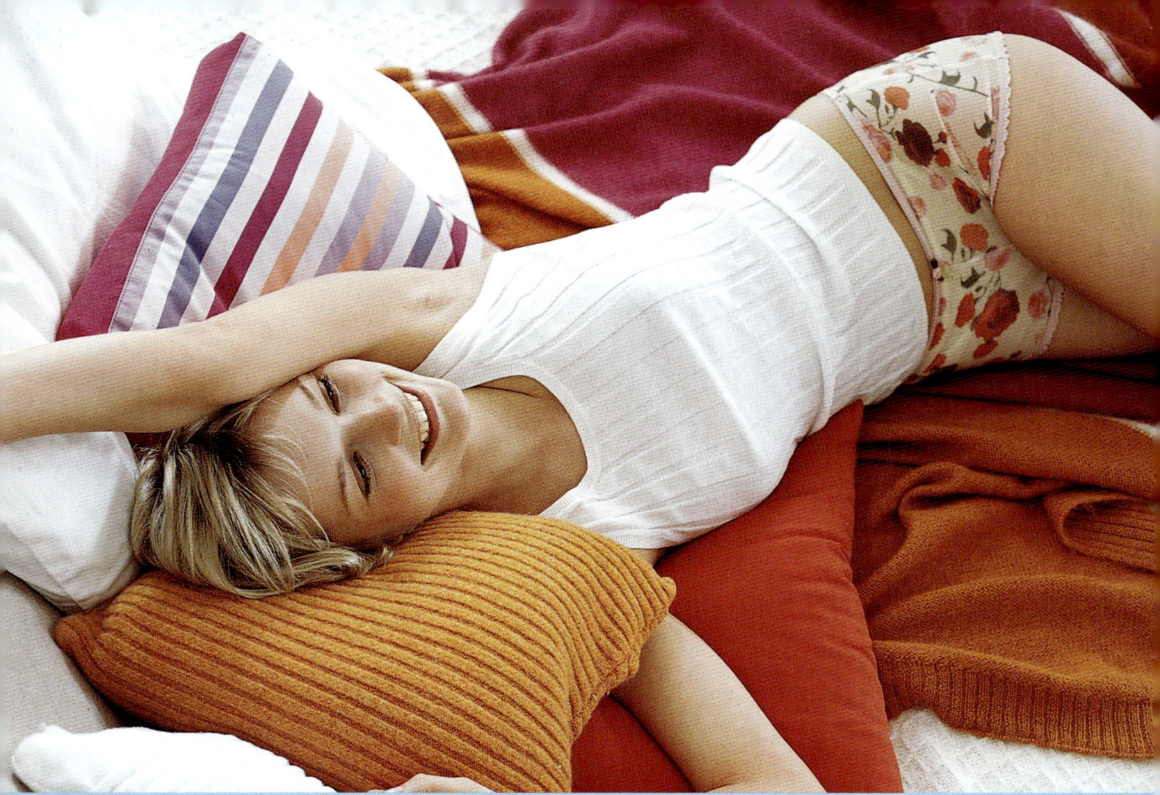

Bestform für Bauch, Beine und Po

Übungsprogramme für einen flachen Bauch, straffe Beine und einen festen Po gibt es viele – doch bei weitem nicht jedes funktioniert. Denn gerade beim Problemzonentraining kommt es auf den optimalen Zuschnitt an.
Es geht darum, das Bauch-Beine-Po-Training nicht nur abwechslungsreich zu gestalten, sondern auch gezielt und dem persönlichen Trainingsniveau entsprechend zu planen.
Mit diesem Buch halten Sie den Leitfaden dafür in der Hand. Hier lernen Sie neben den Grundlagen des Trainings von Bauch, Beinen und Po verschiedene Trainingsstufen zur schrittweisen Steigerung und Verbesserung des Trainingseffektes kennen. Eine geschickte Kombination aus Kräftigungsübungen und

Ausdauertraining wird Ihnen außerdem dabei helfen, selbst die hartnäckigsten Problemzonen in den Griff zu bekommen. Der Trainingsrahmen gewährt Ihnen dabei größtmögliche Freiheit: Kurse im Fitness-Studio lassen sich mit diesem Programm ebenso kombinieren wie Outdoor-Sportarten.
Den Körper formen und modellieren ist nicht schwer, wenn man weiß, wie es geht. Keine Angst: Sie müssen dafür nicht zwei Drittel des Tages mit Sport verbringen – auch wenn es ohne ein gewisses Engagement natürlich nicht geht. Der Trick besteht darin, mit einem ausgeklügelten Training den Zeitaufwand im Rahmen zu halten. So liefert Ihnen das Workout maximale Erfolge bei einem vergleichsweise geringen Aufwand. Allerdings müssen Sie sich im Klaren darüber sein, dass Sie eine Voraussetzung für diese Veränderung mitbringen müssen: Geduld. Körperliche Veränderung braucht Zeit. Die Pölsterchen auf den Hüften sind nicht über Nacht entstanden, haben sich wahrscheinlich über lange Zeit dort eingerichtet und es sich bequem gemacht. Sie wieder zu verscheuchen kann eine Weile dauern. Doch wenn Sie sich an die Trainingshinweise halten, wird der Erfolg nicht allzu lang auf sich warten lassen.

Ziele setzen – aber richtig!

Das A und O für erfolgreiches Training ist eine gute Trainingsplanung. Wenn Sie Ihre Figur erfolgreich verändern wollen, setzen Sie sich erreichbare Ziele! Ein überehrgeiziger Zeitplan nützt gar nichts. Gehen Sie lieber mit Bedacht vor. Machen Sie als Erstes eine Bestandsaufnahme, um festzustellen, wo Sie stehen, wie fit Sie sind und welche Form des Trainings für Sie optimal ist. Abgestimmt auf Ihren individuellen Tagesablauf und Ihr Zeitbudget können Sie so am besten entscheiden, wann und wie Sie trainieren möchten und welcher Trainingslevel für Sie der richtige ist.
Wichtig ist auch, das Ziel exakt zu formulieren. Beispielsweise so: »Ich werde meinen Bauchumfang bis zum Tag X um vier Zentimeter verringern« oder »Bis zum Tag X werde ich meine Hosengröße von 46 auf 42 reduzieren«. Allgemeine Aussagen wie »Ich möchte rasch ein paar Kilos loswerden« sollten Sie dagegen vermeiden. Sie sind nicht nur ungenau, sondern berücksichtigen auch nicht Ihre speziellen Figurwünsche. Ein paar Kilo Gewichtsverlust sagen ohnehin nicht sonderlich viel aus. Denn gewöhnlich verliert der Körper zu Beginn einer Diät eine Menge Wasser. Man ist also im Irrtum, wenn man den

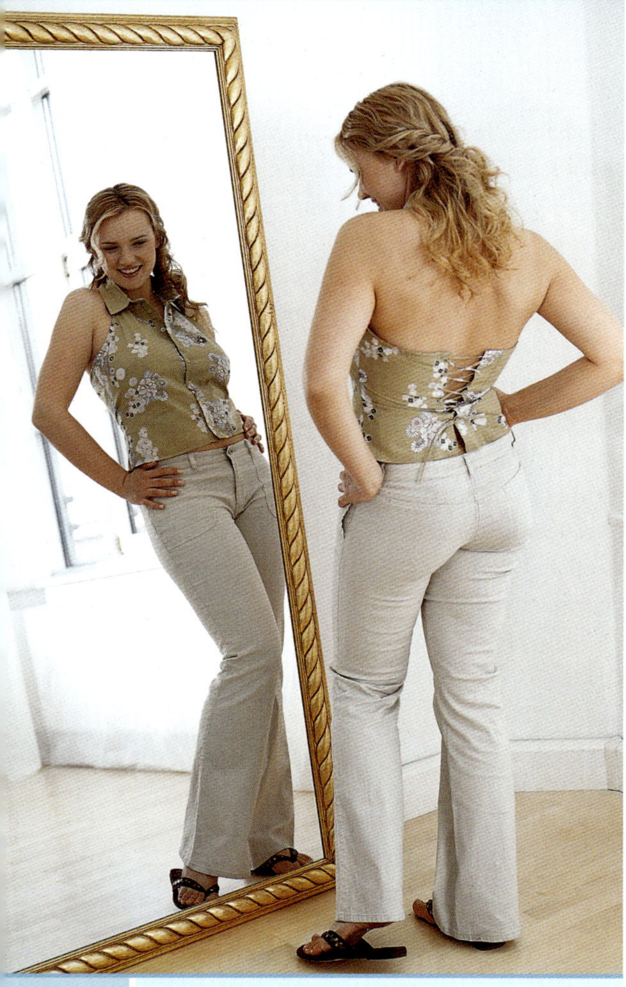

Ein ehrlicher Blick in den Spiegel sagt Ihnen genau, wo Ihre Pölsterchen sitzen.

Gewichtsverlust als schnellen Diäterfolg wertet. Und anschließend ist man enttäuscht, wenn die Pfunde nur noch langsam schwinden.

Der Weg zur Traumfigur

Schauen Sie also lieber in den Spiegel. Konzentrieren Sie sich darauf, an welchen Stellen die Pölsterchen sitzen, die weichen sollen, und innerhalb welcher Zeit Sie Ihr neues Figurziel erreichen möchten. Ein guter Maßstab dafür ist die Hosengröße. Pauschal lässt sich sagen, dass ein bis zwei Größen weniger in vier bis sechs Monaten ein realistisches Ziel sind. Betrachten Sie immer auch Ihre Proportionen: Passt der Umfang des Oberkörpers zum Unterkörper? Mit ausgleichendem Training können Sie hier viel ausrichten.

Dazu ein Beispiel: Martina B. hat für Hosen die Kleidergröße 44 und für Oberteile die Größe 40. Sie geht ein- bis zweimal im Monat joggen und besucht etwa dreimal im Monat einen Bauch-Beine-Po-Kurs. Sie ernährt sich einigermaßen gesund, nascht aber gern Schokolade. Wenn sich Martina B. nun »drei Kilo weniger« wünscht, hungert und ohne Plan trainiert, werden ihre Problemzonen kaum weichen. Das Missverhältnis bei ihren Kleidergrößen wird sich vielleicht sogar verstärken. Für sie ist wichtig, zum einen durch die richtige Ernährung ihren Körperfettanteil zu senken. Zum anderen braucht sie ein ausgewogenes Sportprogramm, in dem Ausdauertraining eine ebenso wichtige Rolle spielt wie ein gezieltes Problemzonentraining, das auch den Oberkörper einbezieht. Optimal wäre in ihrem Fall der Trainingsplan für ausgewogene Proportionen auf den Seiten 108–109.

Motivieren Sie sich!

Bevor Sie also mit einem Übungsprogramm beginnen, sollten Sie unbedingt klären: Wo stehe ich? Welche Figur habe ich? Wo sitzen meine Problemzonen, wie sehen sie aus und was muss ich tun, um sie zu verändern? Das hilft Ihnen, Ihr Ziel klar festzulegen. Nun müssen Sie den Weg dorthin noch in überschaubare Abschnitte unterteilen. Wenn Sie sich Zwischenziele setzen, hält Sie das nicht nur bei der Stange, sondern hilft Ihnen auch, das Endziel im Auge zu behalten. Sehr motivierend ist es, jedes erreichte Zwischenziel mit einer Belohnung zu verbinden. Achten Sie jedoch darauf, dass Sie Ihre bisherigen Bemühungen damit nicht sabotieren. Ein Eisbecher mit Sahne beispielsweise wäre keine gute Idee. Besser ist eine Belohnung, die Sie in Ihrem Vorhaben beflügelt und Ihrem Figurziel näher bringt, beispielsweise ein neues Trainingsoutfit. Aber auch mit einem Besuch beim Friseur oder einem Beauty-Wochenende können Sie sich motivieren und sich etwas Gutes tun. Gerade diese kleinen Tricks und Kniffe sind es, die Ihnen den Erfolg garantieren.

Veränderung tut gut

Wichtig ist nicht zuletzt, dass Sie Ihr Leben konsequent an Ihrem neuen Ziel ausrichten. Wenn Sie sich nur in einzelnen Bereichen umstellen, beispielsweise mit einem Übungsprogramm beginnen, aber die Ernährung außen vor lassen, werden Sie relativ geringe Erfolge verbuchen und für diese vergleichsweise hart arbeiten müssen. Machen Sie es sich stattdessen so leicht wie möglich – auch wenn es Ihnen zu Beginn schwierig erscheint. Eine konsequente, auf alle Lebensbereiche bezogene Veränderung ist nicht nur viel motivierender als eine halbherzige, sondern führt Sie auch schneller zu Ihrem Ziel.

Haben Sie sich erst einmal auf Figurkurs gebracht, werden Sie die intensive Auseinandersetzung mit Ihrem Körper nicht mehr missen mögen. Sie werden die Umstellung nicht mehr als Belastung, sondern als Erleichterung ansehen. Voraussetzung dafür ist allerdings, dass Sie sich realistische Ziele gesetzt und genau überlegt haben, was Sie tun möchten. Der folgende Test kann Ihnen dabei helfen, sich besser einzuschätzen.

WELCHER TRAININGSTYP SIND SIE?

In diesem Test geht es nicht nur darum, Problemzonen zu erkennen oder Fettpölsterchen aufzuspüren. Der ganze Körper ist ein komplexes Gebilde, dessen einzelne Bereiche zueinander in Beziehung stehen. Ein schlecht trainierter Rücken zum Beispiel kann den Bauch vorgewölbt und kugelig aussehen lassen, obwohl sein Umfang vielleicht völlig normal ist. Falsches Training kann Problemzonen verstärken, statt sie abzubauen. Ermitteln Sie den Ist-Zustand Ihres Körpers und Ihren Trainingslevel mithilfe der folgenden Fragen.

1. Betrachten Sie sich im Spiegel. Wie beschreiben Sie die Verteilung Ihres Körperfettes?

a. Die Pölsterchen sammeln sich gleichmäßig an Bauch, Beinen und Po. (1 Punkt)
b. Eigentlich sind Bauch und Po die stärksten Problemzonen. (2 Punkte)
c. Am stärksten ausgeprägt sind die Pölsterchen an den Beinaußenseiten. (3 Punkte)

2. Bei Ihrer Kleidung sind die Konfektionsgrößen des Oberteils und der Beinbekleidung ...

a. ... annähernd gleich und Sie haben (bei mindestens durchschnittlicher Körpergröße) höchstens die Hosengröße 42. (3 Punkte)
b. ... unterschiedlich groß. Das Top ist eine oder mehr Nummern kleiner, jedoch nicht größer als Konfektionsgröße 42. (2 Punkte)
c. ... größer als Konfektionsgröße 42. (1 Punkt)

3. Stellen Sie sich seitlich vor den Spiegel. Welche der folgenden Aussagen trifft am ehesten auf Ihre Haltung zu?

a. Kopf und Schultern wirken nach vorn gekippt, der obere Rückenbereich gerundet und ich habe ein Hohlkreuz. (1 Punkt)
b. Der Kopf und die Schultern fallen leicht nach vorn. (3 Punkte)
c. Ich mache ein auffallendes Hohlkreuz. (2 Punkte)

4. Haben Sie Cellulite?

a. Es sind nur wenige, leichte oder keine Dellen zu sehen. (3 Punkte)
b. An Oberschenkeln und Po sind Dellen sichtbar. (2 Punkte)
c. Die Orangenhaut ist deutlich zu sehen. (1 Punkt)

5. Machen Sie gelegentlich Diäten?

a. Eigentlich nicht. Ich esse, was mir schmeckt, und achte nur darauf, nicht übermäßig viele Kalorien zu mir zu nehmen. (3 Punkte)
b. Das Kalorienkonto ist mir schon wichtig. Wenn ich mich zu dick fühle, mache ich eine Diät. (2 Punkte)
c. Ich mache mindestens einmal pro Jahr eine Diät. (1 Punkt)

6. Ernähren Sie sich gesund?

a. Obst und Gemüse stehen hauptsächlich auf meinem Speiseplan, außerdem achte ich auf die Kalorienmenge. (3 Punkte)
b. Ich achte darauf, Obst und Gemüse zu mir zu nehmen, schaue aber insgesamt wenig auf die Kalorienmenge. (2 Punkte)
c. Bei der Ernährung muss es vor allem schnell gehen. Wenn Obst oder Gemüse enthalten sind, dann meistens in verarbeiteter Form. (1 Punkt)

7. Thema Süßes, Snacks und Knabbereien: Wie häufig naschen Sie?

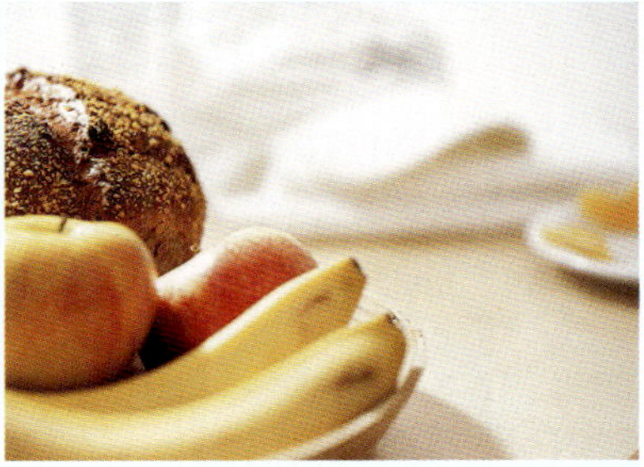

a. Oft und unkontrolliert. (1 Punkt)
b. Ich nasche eher selten. (3 Punkte)
c. Ich esse zwischendurch öfter mal etwas, achte aber auf die Menge. (2 Punkte)

8. Wie sieht Ihr Trinkverhalten aus?

a. Ich trinke jeden Tag mindestens zwei Liter Wasser. (3 Punkte)
b. Eigentlich achte ich nicht auf mein Trinkverhalten. (1 Punkt)
c. Zumindest zu den Mahlzeiten trinke ich ein bis zwei Gläser Wasser. (2 Punkte)

9. Wenn Sie durstig sind, greifen Sie vorwiegend zu …

a. … Wasser, Saftschorle oder ungesüßtem Tee. (3 Punkte)
b. … unverdünnten Fruchtsäften. (2 Punkte)
c. … Limo, Cola oder gesüßten Getränken. (1 Punkt)

10. Wie bewegen Sie sich im Alltag?

a. Sehr oft mit dem Fahrrad oder zu Fuß. (3 Punkte)
b. Meistens mit den öffentlichen Verkehrsmitteln oder dem Auto. (1 Punkt)
c. Ich gehe zumindest kurze Strecken zu Fuß. (2 Punkte)

11. Treiben Sie Sport?

a. Ja, etwa ein- bis zweimal pro Woche. (2 Punkte)
b. Dreimal oder öfter wöchentlich. (3 Punkte)
c. Ich treibe kaum Sport. (1 Punkt)

12. Sie treiben Sport ...

a. ... um Bauch, Beine und Po zu trainieren. (2 Punkte)
b. ... aus Spaß an der Bewegung. (3 Punkte)
c. ... um abzunehmen. (1 Punkt)

13. Betrachten Sie Ihr Trainingsprogramm. Welchen Stellenwert hat Ausdauertraining darin?

a. Ich mache lieber Kräftigungsübungen. (1 Punkt)
b. Gelegentlich mache ich Ausdauertraining. (2 Punkte)
c. Ausdauertraining ist ein fester Bestandteil meines Trainingsplans. (3 Punkte)

14. Trainieren Sie Ihre Problemzonen schon lange?

a. Nein, ich fange gerade erst damit an. (1 Punkt)
b. Ja, ich trainiere schon seit mindestens drei Monaten. (2 Punkte)
c. Das Training von Bauch, Beinen und Po gehört schon seit mehr als einem Jahr zu meinem festen Programm. (3 Punkte)

15. Versuchen Sie die Übung Balance-Wippe (Seite 54). Schaffen Sie es, die Bewegung wie auf Level 3 beschrieben durchzuführen?

a. Ja, das klappt problemlos. (3 Punkte)
b. Nein, das funktioniert nicht mal ansatzweise. (1 Punkt)
c. Ich komme in die Position hinein, kann aber die Körperspannung nicht halten. (2 Punkte)

16. Probieren Sie die Übung Schenkelcrunch (Seite 76) auf Level 2. Wie gut klappt das?

a. Ich schaffe die angegebene Anzahl an Wiederholungen, aber keine mehr. (2 Punkte)
b. Kein Problem, ich könnte auch noch mehr Wiederholungen machen. (3 Punkte)
c. Funktioniert gar nicht, ich trainiere lieber weniger intensiv. (1 Punkt)

17. Probieren Sie den Hiplift (Seite 90) auf Level 1. Wie beurteilen Sie Ihre Leistung?

a. Sehr gut, die Übung klappt problemlos und strengt mich nicht sonderlich an. (3 Punkte)
b. Meine Pomuskeln machen die Übung ganz gut mit. Ich empfinde die Übung als mäßig anstrengend. (2 Punkte)
c. Ich schaffe es fast nicht, die Bewegung auszuführen, und habe das Gefühl, dass meine Haltung nicht besonders gut ist. (1 Punkt)

AUSWERTUNG

BIS 25 PUNKTE: LEVEL 1

Regelmäßiges Training von Bauch, Beinen und Po gehörte bisher wahrscheinlich nicht zu Ihrem Sportprogramm. Um den Körper sanft an ein regelmäßiges Workout zu gewöhnen, sollten Sie bei Ihrem Muskeltraining (ab Seite 48) mit den Übungen auf Level 1 beginnen. Achten Sie dabei auf die korrekte Ausführung der Bewegungen! Das macht die Übungen besonders effektiv. Ein moderates Ausdauertraining (ab Seite 24) hilft Ihnen zusätzlich, den Fettstoffwechsel anzuregen und überflüssiges Körperfett zu verbrennen. Wichtig ist für Sie außerdem, Ihre Ernährungsgewohnheiten (Seite 21) unter die Lupe zu nehmen und gegebenenfalls zu verändern.

26 BIS 42 PUNKTE: LEVEL 2

Sport ist bereits ein Bestandteil Ihres Lebens. Damit Ihr Problemzonentraining noch effektiver wird, sollten Sie die Muskelübungen (ab Seite 48) auf Level 2 probieren. Sie sichern Ihren Trainingsfortschritt und helfen Ihnen, auch hartnäckige Pölsterchen zu reduzieren. Wichtig ist die Kombination der Moves mit einem ausgewählten Fatburner-Trainingsplan (ab Seite 27), damit sich das Fett dauerhaft verabschiedet. Ihre Ernährungsgewohnheiten (Seite 21) sollten Sie ebenfalls unter die Lupe nehmen; an einigen Stellen sind sicher Verbesserungen nötig, um die Fettschmelze nicht zu behindern. Achten Sie auf Ihren Trainingsfortschritt, um rechtzeitig zu Level 3 zu wechseln!

43 ODER MEHR PUNKTE: LEVEL 3

Sie sind vermutlich eine erfahrene Sportlerin und möchten nur noch die letzten hartnäckigen Problemzonen in den Griff bekommen. Falls dies zutrifft, sollten Sie die Muskelübungen (ab Seite 48) auf Level 3 absolvieren, um Ihre Trainingsroutine zu knacken und dem Körper neue Reize zu bieten. Ein intensives Intervalltraining (ab Seite 29) bringt die letzten Fettzonen innerhalb kurzer Zeit zum Schmelzen, sofern auch Ihre Ernährung (Seite 21) den letzten Schliff bekommen hat. Auch Trainingsplateaus können Sie mit dem Level-3-Training leicht überwinden!

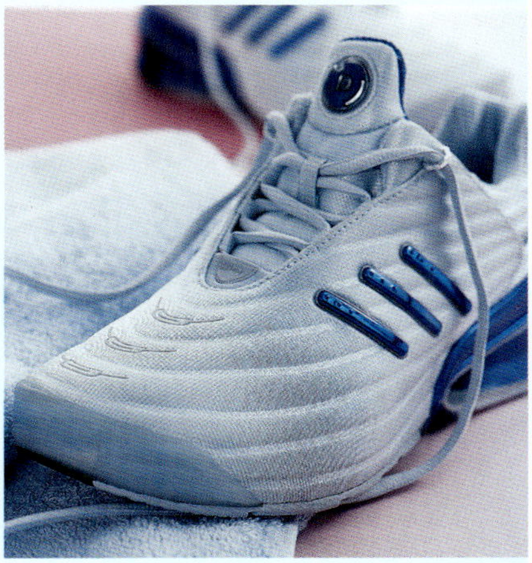

Wie sind Sie gebaut?

Nachdem Sie nun anhand des Tests Ihren Ist-Zustand ermittelt haben, werfen Sie bitte noch einmal einen ehrlichen Blick in den Spiegel. Betrachten Sie Ihre Figur und vergleichen Sie sie mit den Körpertypen auf den Seiten 18–19. Welche Form der Fettverteilung trifft bei Ihrer Figur am ehesten zu? Wenn Sie sich darüber im Klaren sind, können Sie mithilfe der dazugehörigen Beschreibungen vielleicht die eine oder andere Eigenschaft entdecken, die Ihnen bekannt vorkommt – und Ihren Schlüssel zum richtigen Training noch ein bisschen greifbarer macht. Gewiss lassen sich nicht alle Frauen strikt in das eine oder andere Körpermuster einordnen. Picken Sie sich in diesem Fall von den Beschreibungen die zutreffendsten Eigenschaften heraus und ermitteln Sie dadurch Ihren Typ. Für die Anpassung eines individuellen Bauch-Beine-Po-Trainings ist es unbedingt nötig, genau zu wissen, wo Ihre Problemzonen sitzen.

Body-Mass-Index und Körperfettanalyse

Weiteren Aufschluss über Ihren Körperfettanteil liefern Ihnen der Body-Mass-Index (BMI) und die Körperfettanalyse. Den BMI können Sie anhand der Formel im Kasten unten leicht selbst berechnen.
Liegt der ermittelte Wert unter 18, haben Sie deutliches Untergewicht und sollten einen Arzt konsultieren. Ein Wert zwischen 18 und 19 bedeutet leichtes Untergewicht, zwischen 19 und 21 Idealgewicht. Aber auch Frauen mit Ideal-

INFO

SO BERECHNEN SIE IHREN BODY-MASS-INDEX (BMI)

$$\text{BMI} = \frac{\text{Körpergewicht in kg}}{(\text{Körpergröße in m})^2}$$

Beispiel:
Für eine 1,75 m große Frau mit einem Gewicht von 70 Kilo beträgt der BMI
70 : (1,75 x 1,75) = 22,86

gewicht, ja sogar mit leichtem Untergewicht, können Problemzonen haben – die aufgrund des geringeren Körperfettanteils unter Umständen deutlich zu sehen sind. Mit dem gezielten Training von Bauch, Beinen und Po lässt sich da eine Menge verändern! Werte zwischen 22 und 25 deuten an, dass Sie Normalgewicht haben, also medizinisch unbedenkliches Gewicht. Problemzonen sind bei diesen BMI-Werten meistens ziemlich klar erkennbar. Liegt Ihr Body-Mass-Index über 25, haben Sie Übergewicht, bei Werten über 30 starkes Übergewicht. In diesem Fall sollten Sie unbedingt etwas unternehmen, um den Körperfettanteil zu senken: mit regelmäßigem Ausdauertraining (ab Seite 24), gezieltem Muskeltraining (ab Seite 32) und ausgewogener Ernährung (Seite 21). Körperfett zu reduzieren hilft Ihnen, das Problemzonentraining nicht nur effektiver, sondern auch gelenkschonend zu gestalten. Die trainierten Muskelpartien sind zudem ohne störende Fettschicht besser zu sehen und lassen die Figur sportlicher und harmonischer wirken.

Mit einer speziellen Körperfettwaage lässt sich das Fett-Muskel-Verhältnis des Körpers bestimmen. Dabei wird Schwachstrom durch den Körper geleitet, der den Widerstand der Zellen misst. Da Muskelgewebe aufgrund seines Wassergehalts den Strom anders leitet als Fettgewebe, kann man auf diese Weise den Körperfettanteil in Prozent ermitteln. Bei Frauen zwischen 30 und 45 Jahren gilt ein Körperfettanteil von 22 bis 25 Prozent als optimal; der Wert darf mit zunehmendem Alter steigen.

› Die Kilos auf der Waage sagen wenig über den Anteil an Körperfett aus.

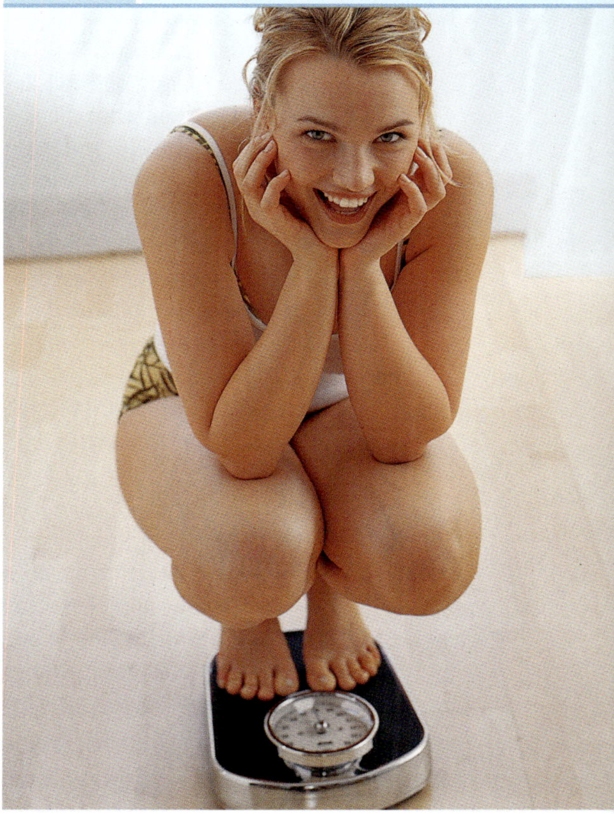

DER KÖRPERBAU – EINE FRAGE DER VERANLAGUNG

Die Veranlagung zu Übergewicht ist zwar genetisch vorprogrammiert, trotzdem hilft die Erkenntnis, welche Anlagen die Natur vorgegeben hat, für eine realistische Einschätzung der individuellen Trainingsmöglichkeiten. Allerdings ist es unwahrscheinlich, dass Sie genau einem der drei folgenden Typen entsprechen. Viel häufiger ist eine Mischung aus zwei Typen, von denen einer überwiegt.

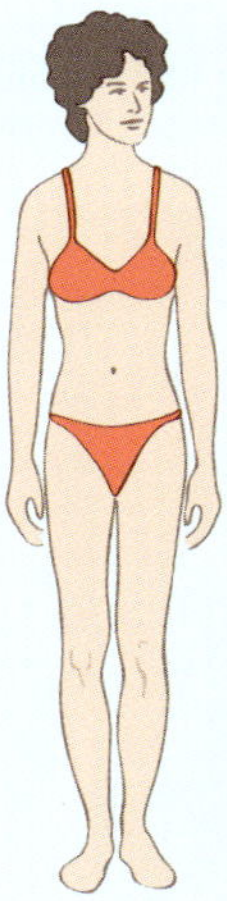

DER SCHLANKE, EKTOMORPHE TYP

Frauen mit ektomorpher Veranlagung sind häufig relativ schlank. Oft sind die Knochen im Bereich des Schlüsselbeins und der Gelenke klar erkennbar, die Finger sind zart und feingliedrig. Ektomorphe Frauen haben große Schwierigkeiten, Formen zu bekommen und diese knackig und voll zu gestalten, vor allem im Po- und Taillenbereich. Reiterhosenspeck trotz schlanker Silhouette ist bei diesem Typ keine Seltenheit. Aufgrund eines gut funktionierenden Stoffwechsels haben ektomorphe Typen meistens einen niedrigen Körperfettanteil. Sie nehmen wenig an Muskelmasse zu und neigen aufgrund der fehlenden muskulären Unterstützung zu einer schlechten Haltung. Wichtig ist daher neben der Straffung der Problemzonen die Kräftigung der Rumpfmuskulatur, um Fehlhaltungen zu korrigieren und die Proportionen auszugleichen.

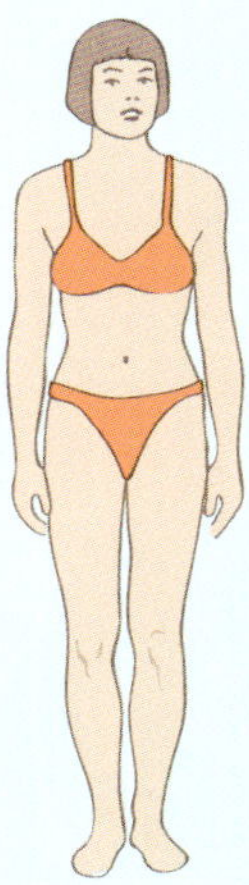

DER ATHLETISCHE, MESOMORPHE TYP

Die Kennzeichen des athletischen Körpertyps sind eine eher kräftige Statur, eine gut ausgeprägte Muskulatur und ein aktiver Stoffwechsel. Ausgeprägte Rundungen können bei zu intensivem Training der Problemzonen noch verstärkt werden; für athletische Frauen ist daher ein abwechslungsreiches Training, bestehend aus maßvollem Ausdauertraining je nach Level, Kräftigung und ausgiebigem Stretching, sehr wichtig. Dank etwas breiterer Schultern haben diese Frauen den Vorteil, dass der Körper fast immer wohlproportioniert aussieht, selbst wenn ein paar Pfunde mehr an Bauch und Hüften sitzen. Der Körperfettanteil ist jedoch meistens im Normalbereich, da Sport und Bewegung in der Regel zu den Grundbedürfnissen des athletischen Typs gehören.

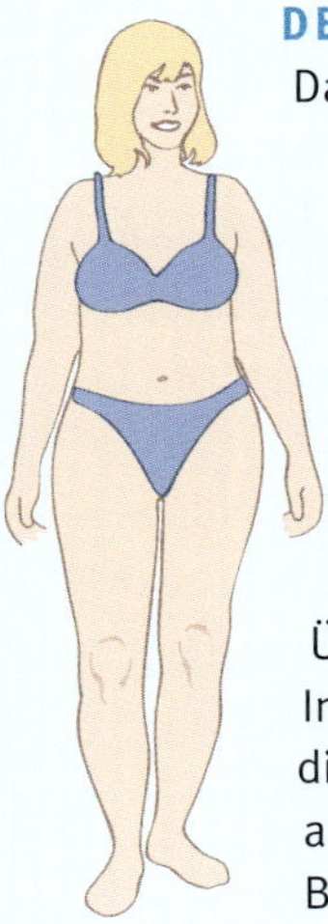

DER RUNDE, ENDOMORPHE TYP

Das Erscheinungsbild des endomorphen Körpertyps ist rundlich und weich, der Körperfettanteil liegt häufig deutlich über den Normalwerten. Die Problemzonen sind bei diesem Körpertyp meistens klar erkennbar, der überflüssige Speck setzt sich gleichmäßig an Bauch, Beinen und Po ab und ist oft begleitet von einer ausgeprägten Cellulite. Da der Stoffwechsel nicht so aktiv arbeitet wie bei den anderen beiden Körpertypen, ist ein regelmäßiges Ausdauerprogramm zur Anregung des Fettstoffwechsels (ab Seite 24) unbedingt erforderlich. Außerdem sollten endomorphe Frauen mit gezielten Übungen die Problemzonen trainieren und den Oberkörper formen. In Kombination mit einer ausgewogenen Ernährung sieht man bei diesem Körpertyp rasch Erfolge, wenn der Stoffwechsel erst einmal aktiviert ist. Allerdings müssen endomorphe Körpertypen stets am Ball bleiben, um das Trainingsergebnis zu halten.

Die richtige Ausstattung

Ganz gleich, wie oft und wie intensiv Sie trainieren wollen, mit welcher Sportart und auf welchem Niveau Sie einsteigen – eine gute Ausrüstung ist die Grundvoraussetzung für jedes effektive und gesundheitsbewusste Training.

Sportschuhe

Bevor Sie mit einem Ausdauertraining (ab Seite 24) beginnen, überlegen Sie zunächst, ob Sie drinnen oder draußen trainieren möchten, und wählen Sie je nach Sportart das passende Schuhwerk. Die alten Sneakers sind absolut ungeeignet für die Joggingrunde im Park! Da Sie Ihre Gelenke mit dem Zwei- bis Dreifachen Ihres Körpergewichts belasten, sollten Sie an dieser Stelle nicht sparen und sich unbedingt gute Laufschuhe zulegen. Auch spezielle Fitness- oder Aerobic-Schuhe bieten optimale Unterstützung: Ein hoher Schaft verhindert seitliches Umknicken, die Dämpfung im Vorderfußbereich schützt Gelenke und Wirbelsäule. Am besten lassen Sie sich beim Schuhkauf im Sportgeschäft qualifiziert beraten.

Trainingskleidung

Welche Oberbekleidung Sie beim Sport tragen möchten – ein altes Baumwollshirt oder ein topmodisches Outfit – ist einerseits reine Geschmackssache. Andererseits hat Funktionskleidung neben einem hohen Motivationsfaktor noch andere wesentliche Vorteile: Der Schweiß wird von der Haut wegtransportiert, Sie fühlen sich deswegen immer trocken.
Ebenfalls wichtig: ein guter Sport-BH. Das Gewebe der Brust ist empfindlich und kann vor allem bei High-Impact-Belastungen, also hauptsächlich Ausdauersportarten, leicht Risse bekommen. Das ist schmerzhaft und hinterlässt auf der Haut unschöne Streifen. Achten Sie deshalb darauf, Ihren Busen beim Sport fest einzupacken – kleine Brüste können übrigens genauso schnell geschädigt werden wie größere!

Pulsuhr

Ob Sie mit Ihrem Training richtig liegen, kann Ihnen der Coach am Handgelenk sagen: der Herzfrequenzmesser. Mit einem Brustgurt kombiniert, der unterhalb des Busens getragen wird, können Sie Ihren Trainingsbereich immer schön im Auge behalten. Die technisch etwas besser ausgestatteten Modelle zeigen Ihnen sogar den Kalorienverbrauch und die Trainingszeit an – was nicht unbedingt nötig ist, aber einen hohen Motivationswert besitzt. Das Wichtigste ist: Die Pulsuhr misst Ihre aktuelle Herzfrequenz und sagt Ihnen genau, ob Sie innerhalb der von Ihnen festgelegten Belastungsgrenzen liegen, sich zu sehr oder zu wenig anstrengen. Natürlich könnten Sie den Puls auch mit dem Zeigefinger an der Halsschlagader nehmen; dies hat jedoch den Nachteil, dass Sie dazu das Training unterbrechen müssen. Das verfälscht den Wert. Mit einem Herzfrequenzmessgerät wissen Sie dagegen immer ganz genau, wo Sie gerade stehen. Ein günstiges Modell ist schon für etwa 30 Euro zu haben.

› Die Pulsuhr kontrolliert, ob Sie innerhalb der gewählten Belastungsgrenzen trainieren.

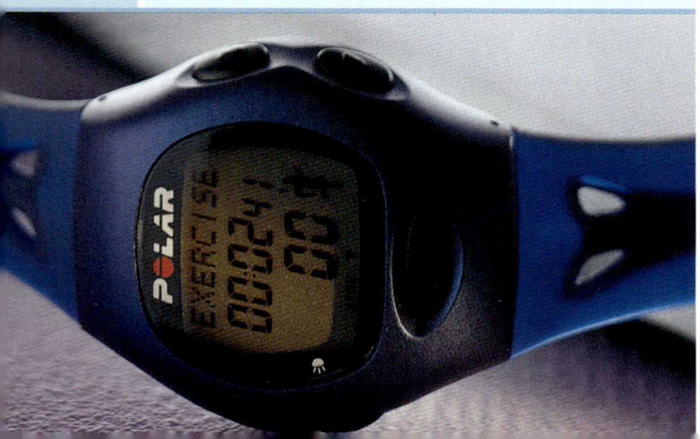

Gesunde Ernährung

»Du bist, was du isst« – dieser Spruch hat durchaus seine Berechtigung. Bei Ihrem Bauch-Beine-Po-Training hängt der Erfolg des Workouts nicht zuletzt stark von Ihren Ernährungsgewohnheiten ab. Essen Sie gesund und vollwertig! Praktisch angewandt bedeutet das, dass Sie Vollkornnahrungsmitteln gegenüber Weißmehlprodukten den Vorzug geben sollten. Frisches Obst und Gemüse sollte täglich mehrfach auf Ihrem Speiseplan stehen. Versuchen Sie, den Zuckerkonsum zu reduzieren und Lebensmittel mit Einfachzucker, also richtig süß schmeckende Lebensmittel, nur ganz selten zu essen. Auch den Fettanteil in der Nahrung sollten Sie möglichst gering halten. Verwenden Sie statt tierischer Fette lieber mehrfach ungesättigte Fette wie Olivenöl und achten Sie auf versteckte Fette, die beispielsweise in Wurst, Käse und Backwaren oft reichlich enthalten sind. Ein Croissant enthält 20 Gramm Fett!
Auch der Zeitpunkt der Nahrungsaufnahme spielt eine Rolle. Das Frühstück sollten Sie zwischen 7 und 10 Uhr zu sich nehmen, das Mittagessen zwischen 12 und 14 Uhr. Nach 18 Uhr sollten Sie keine schweren Mahlzeiten mehr einnehmen. Essen Sie regelmäßig dreimal täglich. Wenn Sie zwischendrin Hunger bekommen, können Sie vormittags und nachmittags einen Snack aus Obst oder rohem Gemüse einplanen. Lassen Sie nach Möglichkeit keine Mahlzeit ausfallen, das bringt nur Ihren Blutzuckerspiegel aus dem Gleichgewicht, und Sie essen bei den anderen Mahlzeiten des Tages umso mehr.

Wasser – Elixier des Lebens

Achten Sie generell, vor allem aber beim Sport darauf, immer genügend zu trinken. Das gleicht nicht nur den Wasserverlust durch das Schwitzen aus, sondern hilft auch beim Ausschwemmen von Schlacken und Giftstoffen, die durch die Aktivität aus dem Gewebe in den Kreislauf geschleust werden. Das optimale Sportgetränk ist stilles Mineralwasser oder Fruchtsaftschorle mit einem Saftanteil von einem Drittel oder weniger. Zwei bis drei Liter Wasser pro Tag benötigt der Körper, um gut versorgt zu sein – am besten über den Tag verteilt. Als Hinweis, ob Sie ausreichend Flüssigkeit im Körper haben, können Sie die Farbe des Urins ansehen: Ist die Färbung sehr hell, ist Ihr Wasserhaushalt in Ordnung.

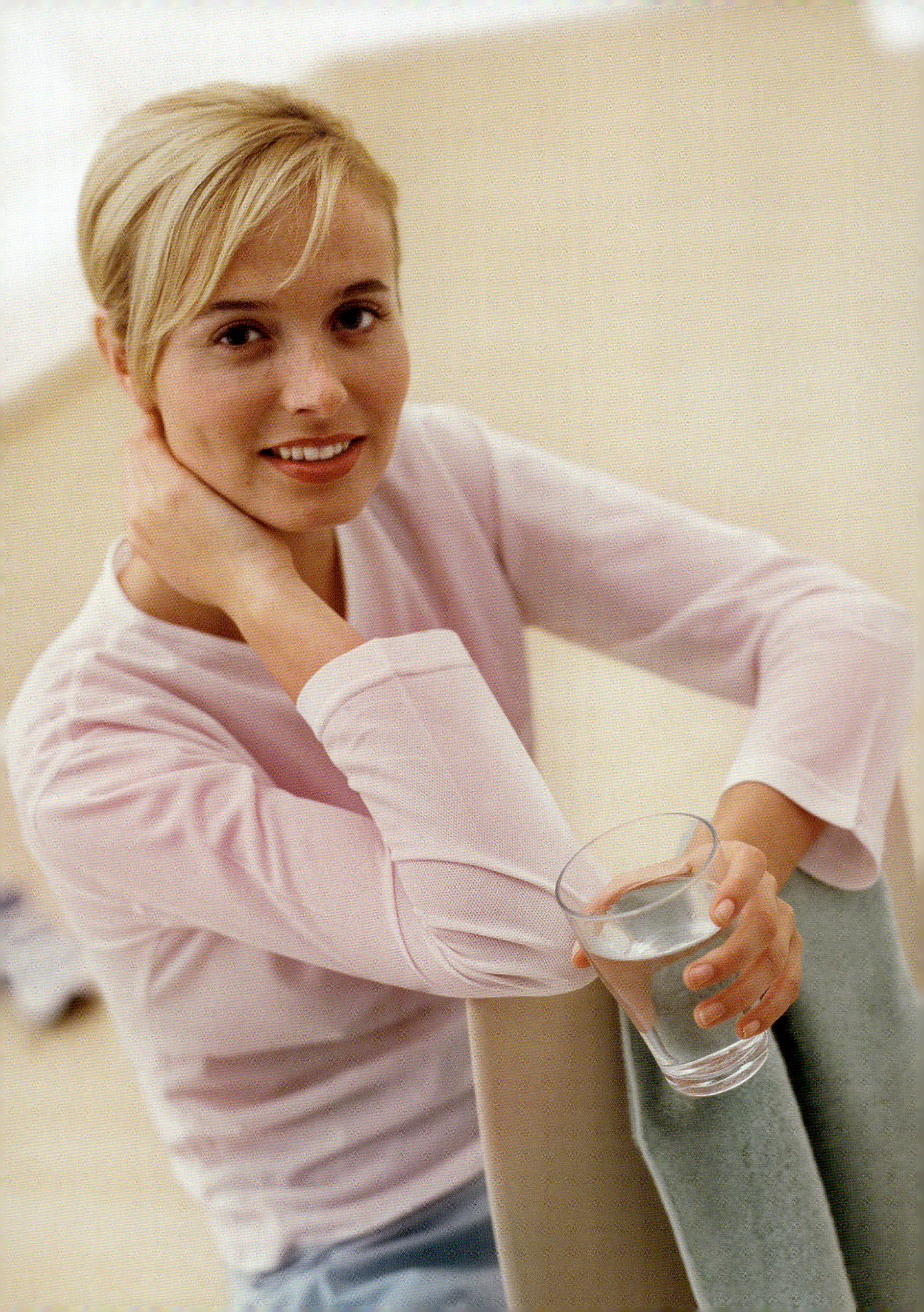

Ihre Fitness auf zwei Säulen

Zur Formung von Bauch, Beinen und Po brauchen Sie zwei Spezialwerkzeuge, die Sie kombiniert anwenden sollten: ein gutes Ausdauertrainingsprogramm und ein ausgeklügeltes Muskeltrainingsprogramm. Trainieren Sie ganz individuell nach dem Baukastensystem und werden Sie Ihr eigener Trainer. Hier finden Sie die richtigen Zutaten für Ihr persönlich abgestimmtes Workout.

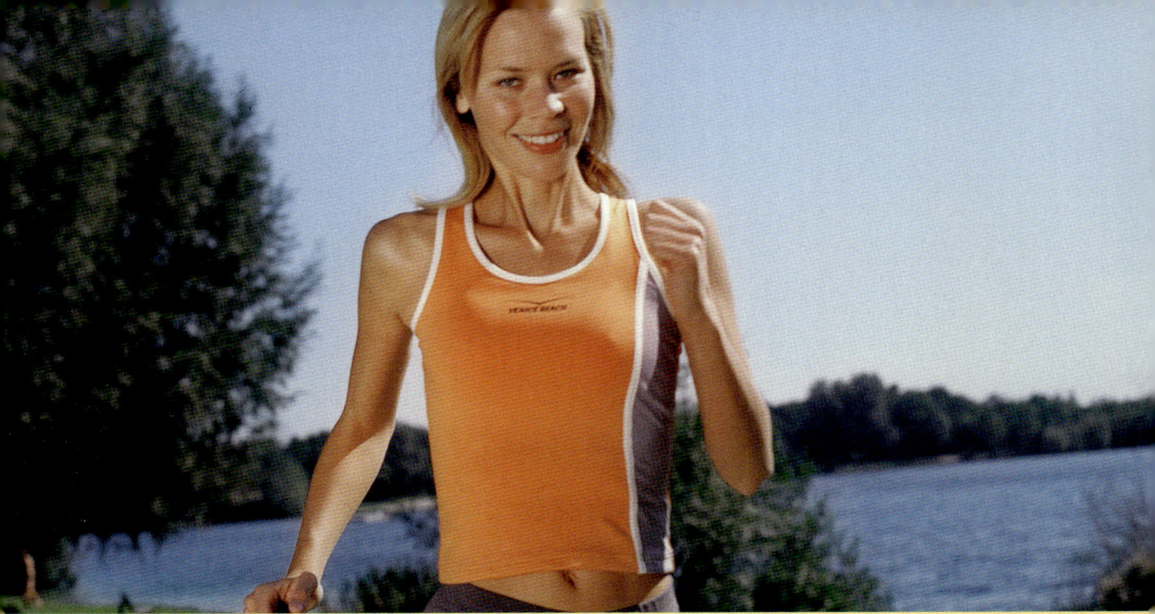

Ausdauertraining mit Köpfchen

Um Bauch, Beine und Po zu formen und zu straffen, müssen diese Zonen erst einmal vom Fett befreit werden. Das erfordert ein regelmäßiges Ausdauertraining – was mit einer guten Planung gar nicht so anstrengend werden wird, wie Sie vielleicht vermuten.

Genau wie das Übungsprogramm ist das Ausdauertraining in drei Stufen unterteilt. Die erste Stufe ist ein Grundlagentraining, mit dem Sie Ihren Fettstoffwechsel auf Touren bringen und bei dem Ihr Körper lernt, schneller als bisher auf die Fettpölsterchen als Energiespender zurückzugreifen. Auf der zweiten Stufe wird der Kalorienverbrauch erhöht. Die dritte Stufe liefert kurze, schnelle Kalorienkiller, mit denen Sie kleine Ernährungssünden rasch ausgleichen können. Die drei Stufen bauen aufeinander auf.

Deshalb ist es sehr wichtig, das richtige Trainingsniveau auszuwählen. Frauen mit einem BMI von 25 oder mehr sollten zuerst das Trainingsprogramm auf Stufe 1 absolvieren. Liegt Ihr BMI darunter, kommt die Wahl der Trainingsstufe auf Ihren individuellen Leistungsstand an. Sind Sie bereits einigermaßen trainiert, joggen schon seit mehr als drei Monaten und können eine Stunde locker am Stück traben, können Sie auf Stufe 2 einsteigen. Frauen, die mehrmals pro Woche eine Stunde oder länger joggen und dabei auch mal eine schnellere Gangart anschlagen, dürfen gleich mit Stufe 3 beginnen. Wenn Sie zwischen zwei Stufen schwanken sollten, entscheiden Sie sich lieber für die untere. So ist sichergestellt, dass die nötigen Grundlagen auch wirklich vorhanden sind und Sie sich nicht überfordern. Grundsätzlich gilt: Absolvieren Sie das Ausdauerprogramm nur, wenn Sie vollkommen gesund sind, und halten Sie im Zweifelsfall Rücksprache mit Ihrem Arzt.

Aufwärmen und dehnen

Wenn Sie mit dem Ausdauertraining beginnen, starten Sie ganz sanft und steigern Sie sich langsam. Nutzen Sie die ersten fünf bis zehn Minuten des Trainings für ein gründliches Warm-up, bei dem Sie Ihren Pulswert auf das notwendige Niveau anheben (ab Seite 44). Nach neuesten wissenschaftlichen Erkenntnissen ist ein Andehnen der benötigten Muskeln vor dem Training nicht unbedingt notwendig. Wenn Sie möchten, können Sie es trotzdem machen. Das Dehnen nach dem Training ist ebenso umstritten; nach dem derzeitigen Stand der Wissenschaft ist nicht sicher, ob Stretching die Regeneration der Muskulatur fördert. Für die Funktionsfähigkeit der Muskeln und den Bewegungsumfang ist es jedoch wichtig, die Muskulatur aus dem angespannten Zustand, in dem sich Muskelfasern übereinander schieben, wieder in den entspannten Zustand zu bringen und die Bewegung der Gelenke in vollem Umfang zu gewährleisten. Auch Sehnen und Bänder gilt es zu bearbeiten. All das lässt sich mit Stretching erreichen. Es zieht den trainierten Muskel lang und die Fasern in die Ausgangsposition zurück. Gleichzeitig werden Sehnen und Bänder dazu bewegt, dem Gelenk vollen Spielraum zu geben. Das verbessert nicht zuletzt die Figur. Dehnübungen finden Sie bei den Muskelkräftigungsprogrammen auf den Seiten 66–67, 86–87 und 104–105.

Der Mythos vom Fettverbrennungspuls

»Lange und langsam« lautet die immer noch weit verbreitete Empfehlung, wenn es ums Abnehmen geht. Lange Trainingseinheiten mit konstant niedrigen Herzfrequenzwerten sollen die Fettpölsterchen knacken – das tun sie aber alleine nicht. Genauso wenig effektiv ist undurchdachtes Powertraining. Um den Speckröllchen zu Leibe zu rücken, müssen Sie sich einen ausgeklügelten Plan zurechtlegen, der beide Formen beinhaltet. Nur langsam durch den Wald zu traben kurbelt zwar den Fettstoffwechsel an, aber die absolute Menge an verbrauchter Energie ist dabei

relativ gering. Trotzdem sollten Sie auf langsames Cardiotraining (siehe unten) auf keinen Fall verzichten.
Denn genau dieses Training ist dafür verantwortlich, dass die Fettverbrennung auch im Alltag gut funktioniert und der Körper schneller auf Hüftspeck zurückgreift, anstatt mit Hungergefühl nach Kohlenhydraten zu verlangen.
Grundsätzlich kann der Körper aus drei verschiedenen Stoffen Energie gewinnen: aus Kohlenhydraten, Fett und Proteinen. Die Proteine sind allerdings gleichzeitig auch Bausteine für sämtliche Körperzellen, deswegen greift der Körper nur bei extremen Belastungen, beispielsweise bei einem Marathon, auf diese Energieträger zurück. Am liebsten bedient er sich bei den Kohlenhydraten. Sie sind für den Körper relativ rasch verfügbar, da sie am unkompliziertesten Energie für die Muskeln liefern. Allerdings gehen die Kohlenhydratspeicher schnell zur Neige. Dann ist der Körper auf das Körperfett als Energiespender angewiesen. Es ist ein nahezu unerschöpflicher Energiespeicher, aus dem sich der Körper bei einer längeren Belastung bedient. Je besser trainiert man ist, umso eher greift der Körper auf die Fettreserven zurück. Deshalb kann ein trainierter Mensch eine Ausdauerbelastung auch länger durchhalten.
Im untrainierten Zustand dagegen ist die Energiegewinnung aus Körperfett weitestgehend eingeschlafen. Das können Sie mit dem Stufe-1-Training ändern.
Im zweiten Schritt können Sie dann die Kalorienverbrennung so richtig pushen. Der Anteil an Fetten gegenüber Kohlenhydraten beim Kalorienverbrauch fällt hier zwar geringer aus, dafür ist die absolute Menge an verbrannten Fettkalorien deutlich größer als beim langsamen Training. Den richtigen Kick bringt Ihnen schließlich Stufe 3 mit kurzen, knackigen Intervallen. Diese Spitzenbelastungen, die so genannten Peaks, sind kleine, effektive Kalorienkiller. Außerdem sorgen sie für eine deutlich höhere Stoffwechselrate auch nach dem Training. Sie verbrennen also auch nach dem Training auf der Couch noch mächtig Kalorien.

INFO

CARDIOTRAINING

So wird Ausdauertraining auch genannt, weil es die Herztätigkeit verbessert (griech. *kardía* = Herz). Bei regelmäßigem Training wird das Herz größer und muss weniger oft schlagen, um eine größere Menge Blut durch den Körper zu pumpen. Die Herztätigkeit wird ökonomischer, das Blut bekommt bessere Fließeigenschaften und die Lungen können mehr Sauerstoff aufnehmen.

Herzfrequenzwerte im Überblick

Um zu wissen, mit welcher Herzfrequenz (Puls) Sie wann trainieren sollten, nehmen Sie die Tabelle unten zu Hilfe. Suchen Sie im Diagramm zuerst Ihr Alter aus. Dann wählen Sie die Trainingsstufe; jede ist durch eine andere Farbe gekennzeichnet. Ausgehend von Ihrem Alter ziehen Sie eine senkrechte Linie bis zum gewünschten Level. An der oberen Kante des Bereichs ziehen Sie eine waagrechte Linie nach links – und Sie finden Ihre Obergrenze. Dann ziehen Sie an der unteren Kante dieses Bereichs eine Linie nach links – und Sie finden Ihre Untergrenze. Sie haben Ihre Herzfrequenz-Zielzone ermittelt. Vergewissern Sie sich während des Trainings mithilfe einer Pulsuhr (Seite 20) immer wieder, dass Sie innerhalb dieses Bereichs trainieren.

Die Fettverbrennung aktivieren

Auf Stufe 1 des Ausdauertrainings aktivieren Sie den Fettstoffwechsel Ihres Körpes. Bisher haben Sie hauptsächlich von Ihrem Kohlenhydratkonto Energie abgebucht. Nun können Sie bald von den fast unerschöpflichen Reserven der Fettdepots Kalorien abziehen. Ein wenig Theorie gefällig? Bitte sehr: Ein Kilogramm Fett enthält 9000 Kilokalorien, die im Folgenden nur als Kalorien bezeichnet werden. Um ein Kilo Fettgewebe zu verbrennen, müssen 7000 Kalorien aktiv verbrannt werden, der Rest geht durch die Umwandlungsprozesse verloren. Das entspricht theoretisch etwa

Für jede Trainingsstufe können Sie die Belastungsgrenzen je nach Alter ermitteln.

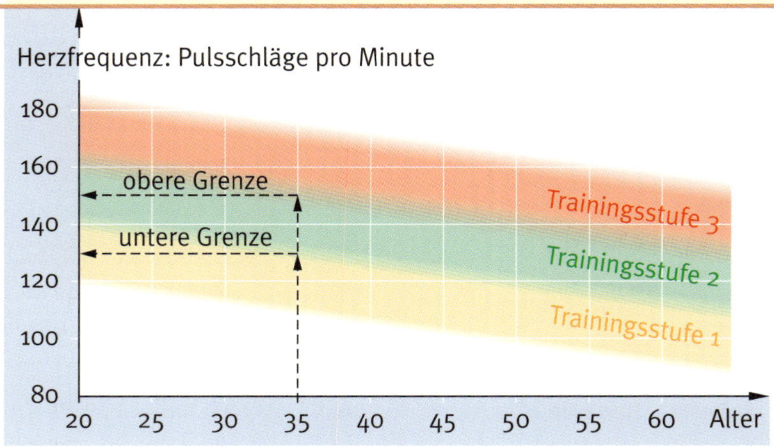

10 bis 15 Stunden Jogging. Praktisch ist die Sache ein wenig komplizierter. Denn erst einmal müssen Sie Ihren Körper davon überzeugen, dass er nicht weiter auf den Depots an Bauch, Beinen und Po zu sitzen braucht, um für die nächste Hungersnot gerüstet zu sein. Dazu müssen Sie sich für eine Sportart entscheiden, die für langes, langsames, konstantes Training geeignet ist, zum Beispiel Laufen, Radfahren oder Schwimmen. Bewegen Sie sich regelmäßig, wenn möglich vier- bis sechsmal pro Woche, in Ihrem Stufe-1-Pulsbereich. Eine Trainingseinheit sollte zu Anfang 30 Minuten lang sein und sich im Laufe von sechs bis acht Wochen auf 45 bis 60 Minuten ausdehnen. Gerade wenn Ihr BMI bei 25 oder höher liegt, werden Sie innerhalb kurzer Zeit einen bemerkenswerten Gewichtsverlust feststellen. Der Körper entledigt sich nicht nur der im Gewebe eingelagerten Wassermengen, sondern wird auch geschult, schneller auf die Fettreserven zurückzugreifen.

Mit einer kalorienbewussten, fettarmen Ernährung, ausreichend Schlaf, einem gesunden Lebenswandel und einer guten

INFO

WELCHE SPORTART IST DIE RICHTIGE?

Laufen, schwimmen, Tennis spielen oder squashen? Welche Sportart für welche Ausdauerstufe passend ist und wie viele Kalorien eine 70 Kilo schwere Frau dabei in 30 Minuten verbrennt, können Sie aus dieser Tabelle ersehen.

Sportart	Geeignet für Stufe	Kalorienverbrauch in 30 Min.
Aerobic	1–3	220
Golfen	1	100
Jogging, 1 km in 7 Min.	1–2	285
Jogging, 1 km in 5 Min.	2–3	430
Klettern	2–3	200
Nordic Walking	1–3	330
Radeln, ca. 10–15 km/h	1–2	210
Radeln, ca. 20–25 km/h	2–3	350
Reiten, Galopp	2–3	285

Sportart	Geeignet für Stufe	Kalorienverbrauch in 30 Min.
Rudern	1–3	300
Schwimmen	1–3	330
Skaten	1–3	245
Spinning	1–3	280
Squash	2–3	445
Step-Aerobic	1–3	250
Tae Bo	2–3	350
Tennis	2–3	230
Walken	1–2	295

Wasserversorgung unterstützen Sie den Fettabbau optimal. Absolvieren Sie dieses Programm, bis Sie einen BMI von unter 25 erreicht haben. Liegt Ihr BMI ohnehin schon darunter, sollten Sie etwa drei Monate lang nach diesem Grundlagenprinzip trainieren, bevor Sie Stufe 2 versuchen. So schaffen Sie eine solide Grundlage für jeden weiteren Schritt in Sachen Fettschmelze.

Den Kalorienofen anheizen

Mittlerweile weiß Ihr Körper, dass er auch bei kurzen Belastungseinheiten aus den Fettreserven schöpfen soll. Das ist gut so, denn nur wenn der Fettstoffwechsel einwandfrei funktioniert, können Sie auch in Ruhe mehr Kalorien verheizen. Gute Unterstützung leistet dabei das Muskeltraining, weil es aus trägem Körperfett aktives, Fett verbrennendes Muskelgewebe bastelt.

Eine noch bessere Kalorienverbrennung beschert Ihnen das Ausdauertraining auf Stufe 2. Durch sanfte, gezielt eingesetzte Intervalle schieben Sie den Kalorienverbrauch mit dieser Methode nochmals ein gutes Stück weiter nach oben. Die praktische Umsetzung ist nicht schwer. Suchen Sie sich anhand der Pulstabelle auf Seite 27 Ihre Ober- und Untergrenze für die erste und zweite Stufe heraus. Wählen Sie aus der Tabelle links eine Sportart, die für Stufe 1 und 2 geeignet ist. Nun gehen Sie wie folgt vor: Sie wärmen sich wie gewohnt auf und trainieren dann zehn Minuten im Stufe-1-Bereich. Es folgen fünf Minuten im Stufe-2-Bereich. Dann wieder im Stufe-1-Bereich trainieren. Machen Sie beim ersten Mal insgesamt drei Stufe-2-Einheiten, den Rest der Zeit trainieren Sie wie gewohnt auf Stufe 1. Steigern Sie die Anzahl der Stufe-2-Intervalle in den nächsten zwei Wochen auf insgesamt fünf je Trainingseinheit. Behalten Sie die Fünf-Minuten-Intervalle zwei Wochen lang bei, dann verlängern Sie sie im Lauf von zwei Wochen auf etwa zehn Minuten Dauer. Achten Sie darauf, dass Sie dabei das Stufe-1-Training nicht vernachlässigen. Ein Drittel bis die Hälfte aller Trainingseinheiten sollten Sie weiterhin auf dieser Stufe absolvieren. Trainieren Sie beispielsweise viermal pro Woche, können Sie zwei Einheiten mit und zwei Einheiten ohne Intervalle machen. Haben Sie das Trainingspensum mit drei bis vier Intervallen zu je zehn Minuten erreicht, trainieren Sie etwa sechs Wochen in diesem Bereich, bevor Sie mit dem Stufe-3-Programm beginnen. Eine Trainingseinheit auf Stufe 2 sollte insgesamt etwa 40 bis 60 Minuten dauern.

Powern mit System

Stufe 1 hat Sie grundlegend fit gemacht, was den Fettstoffwechsel betrifft. Mit Stufe 2 haben Sie den Kalorienverbrauch angeheizt. Stufe 3 ist die Krönung des

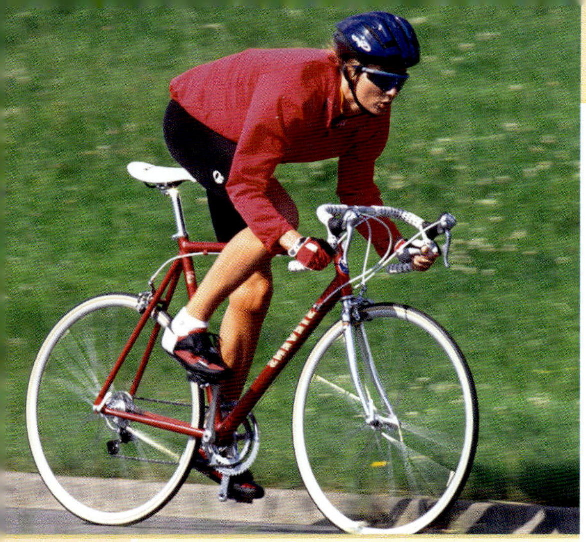

Auf Trainingsstufe 3 trainieren Sie 20 Sekunden lang mit maximaler Intensität.

Ausdauertrainings: Kurze, hochintensive Ausdauereinheiten bringen auch hartnäckige Fettpolster zum Schmelzen, indem der Körper vor eine neue Herausforderung bei der Energiegewinnung gestellt wird. Kleine Powerintervalle fordern den schnellen Einsatz von Energie aus dem muskulären Kohlenhydratspeicher und erhöhen den Stoffwechsel für mehrere Stunden. Das bedeutet, dass Sie auch nach dem Training noch wesentlich mehr Energie verbrennen als nach einem weniger intensiven Training.

Und so geht's: Sehen Sie die Grenzen für das Stufe-3-Training in der Tabelle auf Seite 27 nach. Picken Sie sich dann in Ihrer Wochenplanung eine Trainingseinheit auf Stufe 2 heraus. Diese Trainingseinheit ersetzen Sie durch ein Stufe-3-Training. Das Gute daran: Es dauert nur 20 Minuten. Die anstrengende Nachricht: Sie werden so richtig aus der Puste kommen. Wärmen Sie sich also zunächst fünf bis zehn Minuten wie gewohnt auf. Dann trainieren Sie fünf Minuten wie gewohnt. Und jetzt kommt's: Geben Sie 20 Sekunden lang so richtig Gas! Sprinten, schwimmen, radeln Sie mit maximaler Intensität! Machen Sie das beim allerersten Durchgang nur ein einziges Mal, danach locker in der Stufe-1-Zone weitermachen. Das zweite Powertraining sollte ungefähr eine Woche später stattfinden, mit der nächsten langsamen Stufe-1-Einheit sollten Sie 48 Stunden warten. Steigern Sie die Häufigkeit der 20-Sekunden-Intervalle, bis Sie auf drei bis vier innerhalb von 20 Minuten kommen. Durch die ungewohnte Spitzenbelastung ist der Körper nach nur 20 Minuten vollkommen ausgepowert und braucht viel Zeit, um sich zu erholen. Sowohl Muskelzellen als auch Energiespeicher benötigen dazu volle zwei Tage, auch wenn Sie sich nach 24 Stunden wieder weitestgehend fit fühlen. Um den Körper nicht zu überfordern, sollten Sie das Stufe-3-Cardiotraining nicht zu häufig absolvieren. Ein- bis zweimal pro Woche zwei bis drei Wochen lang ist absolut ausreichend. Danach sollten Sie zwei bis drei Wochen lang ohne intensive Intervalle trainieren und wieder mehr Cardioeinheiten auf Stufe 2 absolvieren. Das Training auf Stufe 1 sollten Sie nie vernachlässigen, denn es stellt die Grundlage für die dauerhafte Fettschmelze dar!

SO FUNKTIONIERT DIE FETTVERBRENNUNG

Startet die Fettverbrennung wirklich erst nach 30 Minuten?

Dieser alte Fitness-Mythos ist ebenso hartnäckig wie die Pölsterchen an der Taille. Tatsache ist, dass die Energiebereitstellung von der Intensität der Belastung abhängt, nicht von der Dauer der Trainingseinheit. Sie verbrennen bei jeder Aktivität auch Fettkalorien! Wie viel, das hängt zum einen davon ab, wie intensiv die Anstrengung ausfällt, zum anderen vom Trainingszustand des Körpers.

Muss ich unbedingt joggen, um Fett zu verbrennen?

Nicht unbedingt. Wichtig ist nur, dass Sie für das Grundlagentraining auf Stufe 1 eine Trainingsform wählen, die gleichförmig und gut zu steuern ist, damit Sie die Pulsgrenzen einhalten können. Ebenso wichtig: regelmäßiges Muskeltraining. Trainierte Muskeln sind wahre Kalorienöfchen; sie holen sich den Treibstoff für ihre Aktivitäten am liebsten aus den Fettzellen. Auch in Ruhe verbrauchen sie noch große Mengen Energie. Bauen Sie durch Training Muskeln auf, so kann Ihr täglicher Grundumsatz um etwa 30 Kalorien je zusätzliches Kilo Muskeln steigen. Den Grundumsatz berechnen Sie wie folgt: Körpergewicht mal 7 plus 700.

Nehme ich bereits während des Trainings ab?

Das hängt von der Dauer der Belastung ab. Laufen Sie beispielsweise einen Marathon, so greift der Körper auf die Fettdepots zurück und Sie bauen dort noch während des Laufs ab. Grundsätzlich aber gilt: Auf den erhöhten Fettstoffwechsel nach dem Training kommt es an. Ein weiterer wichtiger Punkt beim Fettabbau ist die negative Energiebilanz: Wenn Sie mehr Kalorien verbrauchen, als Sie zu sich nehmen, holt sich der Körper die fehlende Energie aus dem Fettgewebe.

Was ist der Nachbrenneffekt?

Nach einem Training auf Stufe 2 und 3 bleibt der Stoffwechsel über längere Zeit aktiv. Das bedeutet, dass sich der Gesamtenergieumsatz erhöht und Ihr Körper auch in Ruhe weiter Fett verbrennt – vor allem wenn Sie nach dem Training noch ein bis zwei Stunden auf Essen und zuckerhaltige Getränke verzichten.

Wann ist mein Cardiotraining aerob?

Aerob bedeutet, dass die Energiegewinnung mithilfe von Sauerstoff stattfindet. Steht dem Körper nicht genug Sauerstoff zur Verfügung, greift er auf die anaerobe Energiegewinnung ohne Sauerstoff zurück. Dabei entsteht das Abfallprodukt Laktat, das den Muskel übersäuert und zu einem verfrühten Leistungsabbruch führen kann. Das Cardiotraining auf Stufe 1 ist aerob, das auf Stufe 2 aerob und anaerob, auf Stufe 3 ist es anaerob.

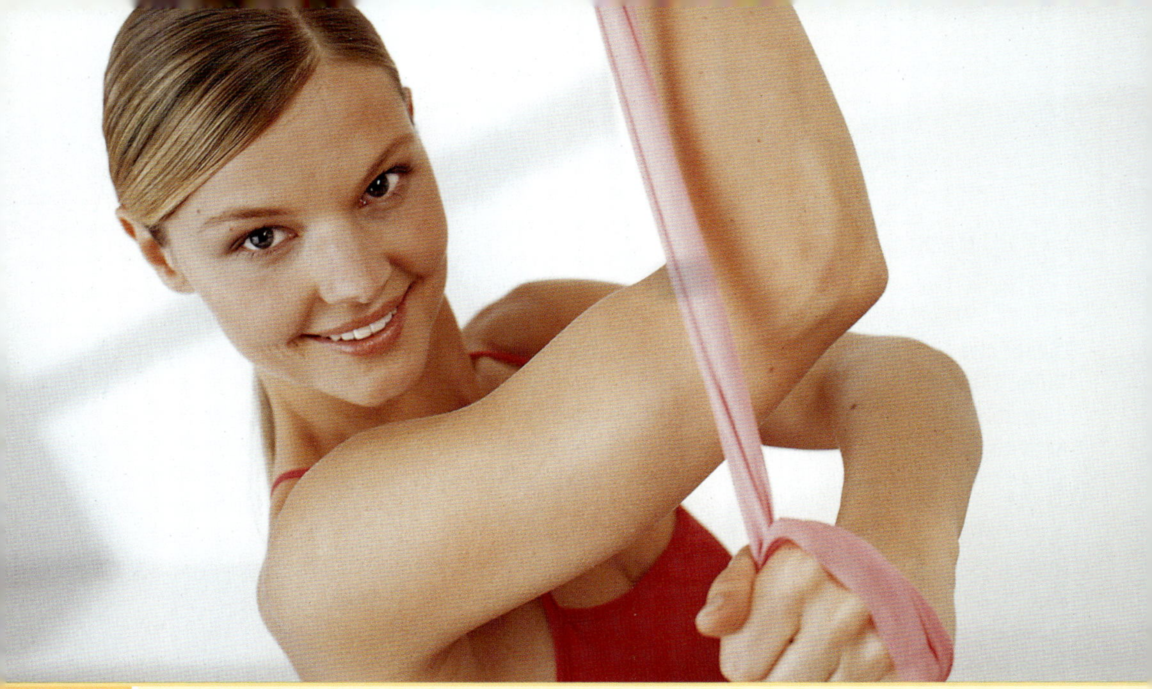

Effektives Muskeltraining

Eine knackige Kehrseite, straffe Oberschenkel und Waden, ein flacher Bauch – mit einem guten Muskeltrainingsprogramm formen Sie Ihren Körper, wie Sie möchten. Nur ein paar grundlegende Dinge sollten Sie wissen.

Das brauchen Sie für Ihr Workout

Alle Übungen, die Sie im nächsten Kapitel finden, teilen sich drei in verschiedene Schwierigkeitsstufen: Level 1 bis 3. Auf Level 1 trainieren Sie zunächst ohne jedes Hilfsmittel, das heißt nur mit Ihrem Körper. Für die Übungen auf dem Boden brauchen Sie allerdings eine Gymnastikmatte; sie dient gleichzeitig als Trainingsgerät und sollte daher strapazierfähig sein. Alternativ können Sie sich auch ein Balance Pad anschaffen; das bekommen Sie im gut sortierten Sportfachhandel ab 20 Euro.
Halten Sie immer eine Flasche Wasser griffbereit, denn das Training wird Sie mit Sicherheit ins Schwitzen bringen! Trainie-

ren Sie auf Level 2 oder 3, sollten Sie sich ein Tube, also ein Gummiband mit Griffen, oder ein Theraband anschaffen. Achten Sie darauf, die Stärke des Bandes nicht zu hoch zu wählen. Sehr leichte Bänder sind aber auch nicht zu empfehlen, da Sie ohnehin keine Level-1-Übungen damit machen werden. Erhältlich sind die Bänder im gut sortierten Sportfachhandel ab 10 Euro. Ab Level 2 sollten Sie auch ein Paar Hanteln von 1,5 bis 2 Kilogramm Gewicht bereit halten. Sie sind ebenfalls im Fachhandel erhältlich und kosten um die 20 Euro. Alternativ können Sie auch zwei Wasserflaschen verwenden; diese sind allerdings etwas unpraktisch, da sie nicht so einfach zu halten sind.

Den Einstieg finden – und dranbleiben

Wenn Sie es noch nie mit Krafttraining probiert haben, wird Ihnen das Training anfangs vielleicht anstrengend vorkommen. Aber nicht lange! Bereits nach zwei Wochen hat sich der Körper schon etwas an die Belastung gewöhnt – und spätestens nach sechs Wochen ist auch das Gehirn ganz auf Sport getrimmt. Nie wieder wird Ihnen der Einstieg so schwer fallen wie beim ersten Mal – selbst wenn Sie eine längere Sportpause einlegen sollten. Auch die Muskeln haben ein »Gedächtnis«: Sie reagieren eher, wenn sie bereits trainiert wurden. Versuchen Sie einfach, sich an Ihrem Körpergefühl zu orientieren. Merken Sie nach einigen Wochen, dass Ihnen das Training leicht fällt, steigern Sie sich! Nur ein gezielt gesetzter, nicht zu intensiver, aber auch nicht zu schwacher Trainingsreiz fordert Ihre Muskeln so, dass Sie Ihren Körper damit optimal formen. Andersherum gilt: Fällt Ihnen das Training sehr schwer, schalten Sie einen Gang herunter! Gerade wenn Sie sich matt und erschöpft fühlen, sollten Sie nur ein leichtes Training absolvieren. Eine strikte Trainingspause ist nötig, wenn Sie krank sind, Fieber haben oder starken Muskelkater verspüren. Sportliche Anstrengung bei Krankheit kann dauerhafte Schäden im Körper anrichten – das gilt nicht nur für das Muskel-, sondern auch für das Cardiotraining. Lassen Sie sich also unbedingt genügend Zeit, um gesund zu werden!

TIPP

ZU ZWEIT LÄUFT'S BESSER

Der Wille zur Veränderung des Körpers muss größer sein als die Versuchungen. Holen Sie sich Unterstützung an die Seite! Mit einer Freundin, die ebenfalls ihren Körper formen möchte, trainiert es sich leichter. So können Sie sich austauschen und gegenseitig motivieren oder auch korrigieren, wenn es einmal nicht so gut läuft.

Timing ist alles

Um effektiv Muskeln aufzubauen und zu formen, braucht Ihr Körper etwas Zeit. Da die Muskeln nicht unmittelbar beim Training, sondern in der Erholungsphase danach repariert und aufgebaut werden, sollte zwischen dem Training einer bestimmten Muskelgruppe, beispielsweise der Beine, immer ein zeitlicher Abstand von mindestens 24 Stunden liegen, nach einem sehr intensiven Training sogar 48 Stunden. Entscheiden Sie aus Ihrem Gefühl heraus, ob Sie bereit sind für eine nächste Trainingseinheit! Auch wenn 24 Stunden bereits vergangen sind, sollten Sie kurz in sich hineinhören: Fühlen sich die Muskeln noch schwer und kraftlos an, ist Ihnen überhaupt nicht nach Workout? Dann verschieben Sie die Trainingseinheit. Stattdessen können Sie eine andere Körperpartie bearbeiten oder ein Cardiotraining absolvieren.

Wie oft pro Woche?

Einsteiger sollten nicht übertreiben und zunächst höchstens drei Kräftigungseinheiten pro Woche einplanen. Im Laufe der nächsten vier Wochen kann man auf viermal pro Woche erhöhen. Fortgeschrittene und gut Trainierte können problemlos mit vier Einheiten beginnen und diese innerhalb von vier Wochen auf fünf- bis höchstens sechsmal wöchentlich steigern.

Cardiotraining sollten Sie mindestens dreimal pro Woche machen. Trainieren Sie auf Level 1, versuchen Sie, das Cardiotraining zunächst eine halbe Stunde lang durchzuhalten, und steigern Sie die Dauer dann innerhalb von 6 bis 8 Wochen auf 45 bis 60 Minuten. Auf Level 2 sollte die Trainingseinheit 40 bis 60 Minuten dauern, auf Level 3 nur 20 Minuten. Einen Tag in der Woche sollten Sie sich eine Pause gönnen, in der Sie weder Cardio- noch Krafttraining absolvieren.

Zu welcher Tageszeit?

Planen Sie Workout und Cardiotraining als feste Termine in Ihren Tagesablauf ein! Diese Zeit ist nur für Sie reserviert, ein wichtiger Termin, den Sie unbedingt wahrnehmen sollten. Lassen Sie sich nicht davon abbringen! Ob diese Termine morgens vor der Arbeit oder danach am Abend liegen, ist unwichtig.
Achten Sie nur darauf, das Cardiotraining möglichst nicht vor 7.30 Uhr zu machen, denn der Kortisolspiegel im Körper ist zu diesem Zeitpunkt noch recht hoch. Das könnte zu Abgeschlagenheit im Laufe des Tages führen und belastet das Herz unnötig, da Kortisol ein Stresshormon ist. Wenn Sie abends trainieren, bedenken Sie, dass der Körper auf Hochtouren kommt. Wer direkt nach dem Training ins Bett geht, könnte eventuell Probleme beim Einschlafen haben. Dann hilft meistens eine Tasse Kräutertee.

Leisten Sie Widerstand!

Kräftigungsübungen sind Übungen gegen Widerstand, also entweder gegen den künstlich erzeugten Widerstand von Hanteln, Gummibändern und Geräten oder den natürlichen Widerstand des eigenen Körpergewichts durch Ausnutzung der Schwerkraft. Indem Sie bestimmte Bewegungsabläufe wiederholen, können Sie bestimmte Muskeln und Muskelgruppen trainieren. Durch die so entstehenden Reize wird der Muskel in der Erholungszeit nach dem Training repariert und verstärkt, er wächst und nimmt Formen an. Mithilfe von Gewichten können Sie die Belastung gezielt steigern und den Muskel zu einem stärkeren Wachstum anregen als durch die bloße Belastung mit dem eigenen Körpergewicht. Dabei hängt es von der Art der Muskelfasern und Ihrem Körpertyp ab, wie Sie am besten trainieren.
Im Körper existieren zwei Arten von Muskelfasern: Das sind zum einen die Muskelfasern, die sich schnell zusammenziehen, die so genannten Fast-twitch-Fasern. Diese Fasern kommen bei abrupten Bewegungen zum Einsatz, beispielsweise bei schnellen Sprints oder auch beim Krafttraining. Die Energie für diese kurze, aber intensive Belastung kommt direkt aus den Energiedepots im Muskel. Zum anderen gibt es Muskelfasern, die sich langsam zusammenziehen, die so genannten Slow-twitch-Fasern. Vor allem bei langen, ausdauernden Belastungen, also beim Cardiotraining, kommen sie zum Einsatz. Die dafür benötigte Energie kann durch verschiedene Stoffwechselsysteme, das heißt durch Verbrennung von Kohlenhydraten oder Fett, zur Verfügung gestellt werden.
Je nach Körpertyp (Seite 18–19) sind die Muskelfasern im Körper unterschiedlich verteilt. So wird der ektomorphe Typ mit mehr Slow-twitch-Fasern weniger Probleme mit seinem Körpergewicht haben, dafür aber schlecht an Formen gewinnen. Genau andersherum verhält es sich beim endomorphen Typ: Das Aufbauen von Muskulatur fällt ihm nicht schwer, wohl aber das Abnehmen – aufgrund von weniger Slow-twitch-Fasern in der Muskulatur. Mesomorphe Typen verfügen über relativ ausgewogene Anteile beider Muskelfaserarten. Das kann sich auf zweierlei

› Mit Hilfsmitteln wie Hanteln oder Theraband erhöhen Sie den Trainingsanreiz.

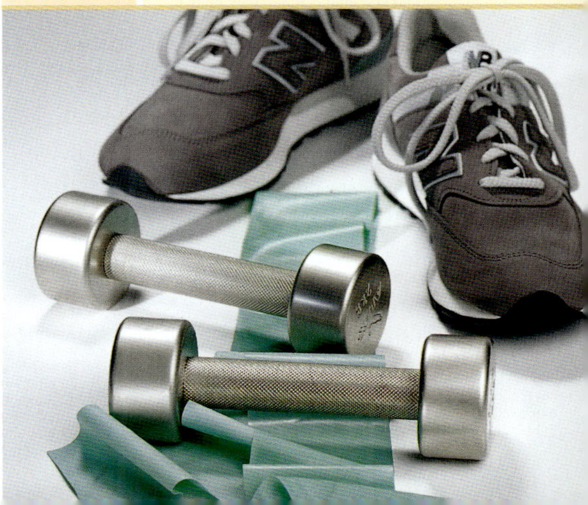

Weise auswirken: Entweder es fällt ihnen leichter, den Körper proportioniert zu formen, oder aber sie haben Schwierigkeiten sowohl beim Abnehmen als auch beim Bodyforming.

Muskeln formen – gewusst wie

Viele Frauen meinen, dass Kräftigung gleichbedeutend mit dicken, plusterigen Muskelbergen ist. Doch es besteht kein Grund zur Sorge, solange Sie den Anweisungen dieses Buches folgen. Für solche unerwünschten Effekte sind die hier angegebenen Widerstände viel zu gering. Außerdem sorgen ausgleichende Dehnübungen dafür, dass sich die Muskeln wieder lang strecken und nicht unnötig aufpumpen.

In die Tiefe vordringen

Eine gute Körperhaltung, die anmutig und elegant aussieht, können Sie durch Training der tief liegenden Muskelschichten erreichen. Das hat neben dem optischen Gewinn noch einen anderen Vorteil: Das Training spricht die kleinen Müskelchen an, die das Skelett umgeben. Diese schützen nicht nur Knochen und Gelenke, sondern vor allem die Wirbelsäule. Gerade wenn Sie Rückenbeschwerden haben, sollten Sie entsprechende Übungen in Ihren Trainingsplan integrieren. Durch das von innen angelegte Muskelkorsett profitieren auch die darüber liegenden Muskelschichten. Vor allem Frauen, die schon lange trainieren, wundern sich manchmal darüber, dass Bauch und Po trotz regelmäßiger Übungen nicht flacher oder straffer werden. Oft hat das nicht mit einem Zuwenig an Training zu tun, sondern es liegt an einem Mangel an tiefenmuskulärem Training. Vor allem der Bauchbereich spricht schnell auf diese Trainingsform an. Kräftigen Sie also nicht nur die obenauf liegenden Muskeln, wie beispielsweise die gerade Bauchmuskulatur, sondern auch die tiefer liegenden Schichten, die den Bauchmuskeln Halt und Stütze bieten.

Mit den folgenden Übungen können Sie die Tiefenmuskulatur von Bauch, Beinen und Po effektiv stärken: Taillencrunch (Seite 50), Balance-Wippe (Seite 54), Gerader Bauchpush (Seite 62), Seitlicher Bauchpush (Seite 64), Powerschritt (Seite 70), Schenkelcrunch (Seite 76), Seitenlift (Seite 78), Backkick (Seite 82), Beinpower (Seite 84), Polift (Seite 98) und Seitenheber (Seite 100).

Stretching: lange Muskeln und schönste Formen

Bei jeder Kräftigungsübung müssen Sie bestimmte Muskeln anspannen. Eine Anspannung des Muskels bedeutet, dass er sich kontrahiert, also zusammenzieht.

Dabei werden die einzelnen Fasern des Muskels übereinander geschoben. Bei der Gegenbewegung, der Entlastung, werden die übereinander geschobenen Muskelfasern wieder hintereinander gelegt, allerdings nicht vollständig. Eine Grundspannung im Muskel bleibt erhalten, da der Körper mit einer erneuten Belastung rechnet. Um diese Muskelspannung wieder abzubauen, müssen Sie die entsprechende Körperpartie dehnen. Das nimmt nicht nur die Spannung aus dem Muskel, sondern sorgt bei richtiger Ausführung auch dafür, dass Haltungsfehler, die eventuell durch Verkürzungen entstanden sind, beseitigt werden.

Ein gutes Beispiel bietet die untere Rückenmuskulatur: Im Bereich der Lendenwirbel neigt sie zur Verkürzung. Das Becken kippt infolgedessen nach hinten, der Bauch wölbt sich nach vorn. Das kann Ihnen nicht nur Rückenschmerzen bescheren, sondern auch einen vermeintlichen Kugelbauch, der sämtlicher Kräftigungsgymnastik widersteht und auch mit hartnäckiger Diät nicht flach zu bekommen ist. Dehnen Sie den Rücken lang, verschwindet der Kugelbauch von selbst.

Im folgenden Kapitel finden Sie zu allen Kräftigungsübungen immer auch ein paar Stretches, die Ihnen helfen, die Muskeln zu strecken und Fehlhaltungen mit einem negativen Figurfaktor auszumerzen. So werden die Muskeln lang und schlank – und Sie gewinnen erneut an Haltung.

SUPERSLOW: DIE ENTDECKUNG DER LANGSAMKEIT

INFO

Sie trainieren schon länger? Dann versuchen Sie doch mal das Training in Zeitlupe! Mit dieser Variante bringen Sie nicht nur Abwechslung in Ihren Trainingsalltag, sondern fordern auch Ihre Muskeln auf ungewohnte Weise. Lassen Sie sich einfach bei den gewohnten Übungen viel mehr Zeit als sonst und führen Sie die Bewegungen in Zeitlupe aus:

- Beim Anspannen bis zehn zählen, dann die Spannung langsam lösen, während Sie bis vier zählen.
- Die Atmung kontrollieren und ganz bewusst mit der Anspannung ein-, mit der Entspannung ausatmen.
- Die Moves sollten so fließend wie möglich erfolgen, abrupte oder reißende Bewegungen vermieden werden.
- Statt der üblichen Anzahl der Wiederholungen beschränken Sie sich auf fünf- bis sechsmal. Nach zwei Wochen Schneckentempo wieder normal trainieren.

Studien zeigen, dass das langsame Training einen Kraftzuwachs von bis zu 50 Prozent bringen kann. Einer der Gründe: Beim langsamen Workout führen Sie die Bewegungen korrekter aus, Sie können nicht mogeln und haben einen längeren Belastungszeitraum. Das Superslow-Training hat außerdem den Vorteil, dass Sie das Verletzungsrisiko minimieren.

Kraftausdauer macht schlanke Muskeln

Kräftigungsübungen mit wenig Widerstand werden auch als Kraftausdauerübungen bezeichnet. Das bedeutet, dass die Muskulatur gekräftigt wird, gleichzeitig aber auch die Ausdauer des Muskels trainiert wird. Das hat nichts mit der Ausdauer von Herz und Kreislauf zu tun, sondern sagt nur etwas darüber aus, dass Sie viele Wiederholungen mit niedrigem Gewicht absolvieren. Außerdem führt das Training mit wenig Gewicht dazu, dass sich der Muskel nicht aufplustert wie beim Training mit schweren Gewichten, sondern ein ästhetisches Volumen nicht überschreitet. Bei der Formung der Muskulatur in Richtung »lang und schlank« helfen Ihnen zusätzlich die Stretchübungen für die entsprechenden Körperstellen. Um die Muskulatur zu fordern, sollten Sie bei dynamischen Bein- und Poübungen etwa 20 bis 30 Wiederholungen je Seite machen. Der Bauch benötigt etwas mehr Herausforderung: 30 bis 40 Wiederholungen je Move sind optimal. Die genaue Wiederholungsanzahl ist im Folgenden bei der jeweiligen Übung angegeben.
Fällt Ihnen eine Bewegung auf Level 2 oder 3 so schwer, dass Sie die angegebene Anzahl an Wiederholungen nicht schaffen, absolvieren Sie die noch fehlende Anzahl an Bewegungen auf Level 1. Halten Sie die angegebene Anzahl ein – das bringt den gewünschten Erfolg! Führen Sie die Bewegungen gleichmäßig durch und lassen Sie sich bei der Belastungsphase, beim Anspannen des Muskels, genauso viel Zeit wie bei der Entlastungsphase. Wichtig ist in diesem Zusammenhang auch die richtige Atmung: Atmen Sie bei der Belastung, beim Anspannen des Muskels, betont aus und in der Entlastungsphase ein.

INFO

MUSKELN WOLLEN GEFORDERT WERDEN!

Ein Zuviel an Training kann die Muskeln überfordern; machen Sie ausreichend Pausen zwischen dem Training einer Körperpartie! Ein Zuwenig aber ist genauso falsch: Bereits 24 Stunden in absoluter Ruhe sind der Muskulatur Grund genug, den Abbau nicht beanspruchter Muskeln zu veranlassen. Als Grundregel gilt: Kräftigungsübungen, einmal pro Woche durchgeführt, wirken dem Abbau der Muskulatur entgegen. Wer zweimal pro Woche Übungen macht, kann seine Muskeln problemlos bewahren. Drei- bis sechsmal pro Woche nach Plan trainieren wird mit Muskelaufbau belohnt.

Die optimale Reihenfolge

Sie möchten mehr als nur eine Körperpartie bearbeiten? Dann sollten Sie einen Grundsatz aus der Sportwissenschaft beachten: Trainieren Sie immer von der größten Muskelgruppe zur kleinsten! So stellen Sie sicher, dass kleinere Muskeln, die die großen Muskelpartien unterstützen, nicht vorzeitig ermüden und dass Sie die Bewegung sauber ausführen können. Das bedeutet konkret: Das Beintraining zuerst absolvieren, dann die Poübungen und zuletzt das Bauch-Workout anschließen. Machen Sie vor jeder Workout-Einheit ein fünf bis zehn Minuten langes Warm-up, das Sie selbst aus dem Warm-up-Teil zusammenstellen können. Anschließend können Sie mit den Übungen beginnen. Pro Workout sollten Sie sich etwa 8 bis 15 Übungen heraussuchen; das entspricht einer Gesamtdauer des Trainings von 45 bis 60 Minuten, Warm-up und Stretching eingeschlossen. Variieren Sie die Übungen bei jedem Workout aufs Neue; so stellen Sie sicher, dass sich die Muskulatur nicht an den Bewegungsablauf gewöhnt und immer wieder gefordert wird.

Bewahren Sie Haltung!

Um das Muskeltraining korrekt auszuführen und damit jeder Move maximale Wirkung entfaltet, müssen Sie während des Trainings immer wieder Ihre Körperhaltung überprüfen. Ideal ist es, wenn Sie zum Training vor einem Spiegel stehen. Nur mit einer guten Körperspannung können Sie die Bewegungen korrekt ausführen und innerhalb kürzester Zeit die Veränderungen der jeweiligen Körperpartie beobachten.

Die Grundlagen der richtigen Körperhaltung finden Sie hier. Die Anweisungen, die für die einzelnen Körperpartien speziell wichtig sind, finden Sie im nachfolgenden Kapitel bei den entsprechenden Übungen.

> Die Wirbelsäule hat eine natürliche S-Kurve, sie ist nicht völlig gerade.

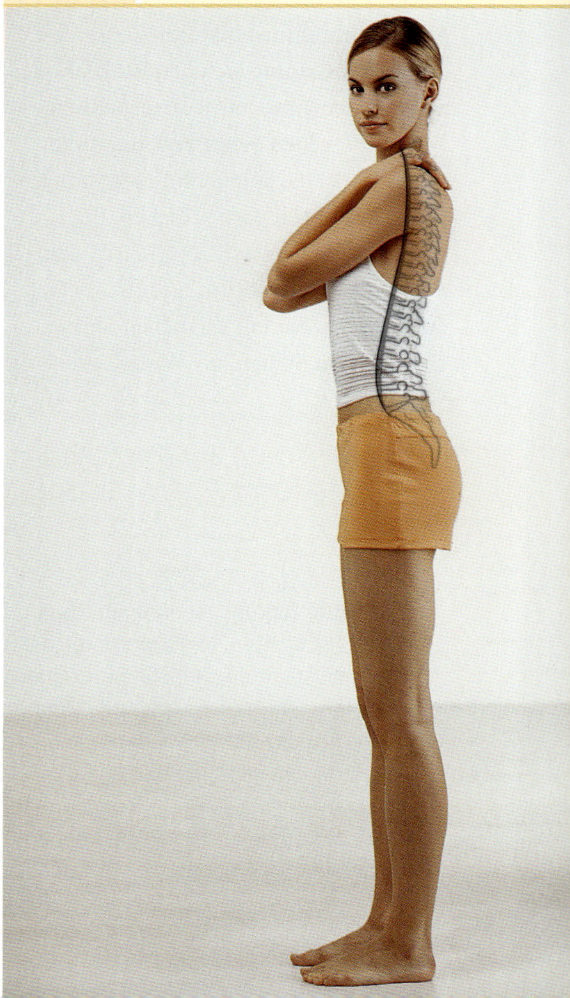

Richten Sie die Wirbelsäule auf!

Aktivieren Sie immer die Muskulatur von Rücken und Bauch, bevor Sie mit dem Übungsprogramm beginnen. Stellen Sie sicher, dass der Bauchnabel eingezogen ist, Bauch- und Rückenmuskulatur angespannt sind. Vor allem bei Übungen im Liegen gilt: Die natürliche S-Kurve der Wirbelsäule sollte nicht beeinträchtigt werden. Pressen Sie daher nicht den Rücken auf den Boden, sondern spannen Sie die Rumpfmuskulatur bewusst an. Achten Sie darauf, auch den Beckenboden zu aktivieren, also leicht anzuspannen. Den Kopf sollten Sie in Verlängerung der Wirbelsäule halten, ihn nicht hängen lassen oder nach vorn schieben. Bei Übungen im Liegen ist es wichtig, den Abstand zwischen Kinn und Brust etwa faustbreit zu halten. Versuchen Sie bei Übungen im Stehen, die Wirbelsäule lang zu ziehen: Der Scheitelpunkt, also der höchste Punkt des Kopfes, sollte in Richtung Himmel gezogen werden, das Steißbein dagegen schwer wie Blei in Richtung Boden sinken. Das gibt der Lunge Raum zum Atmen, fördert die Sauerstoffaufnahme und gewährleistet den größtmöglichen Bewegungsumfang. Durch die ständige Kontrolle der Wirbelsäule behalten Sie eine ideale Grundspannung im Körper, die eine Voraussetzung für die Effektivität der einzelnen Übungen ist.

Gelenke wollen geführt werden

Vermeiden Sie bei allen Übungen unkontrollierte Bewegungen. Die Gelenke sollten nie völlig durchgedrückt sein. Beides ist wichtig, um eine vollkommene Kontrolle über die Muskulatur sicherzustellen und Gelenkschäden vorzubeugen. Auch

TIPP

PARTNER FÜR DIE BAUCHMUSKELN: DER BECKENBODEN

Eine gute Haltung ist maßgeblich geprägt vom Trainingszustand der tief liegenden Muskelschichten. Im Rumpfbereich spielt der Beckenboden deswegen eine große Rolle. Ihn anzuspannen ist nicht ganz einfach. Die dreischichtige Muskelplatte können Sie aktivieren, indem Sie folgende Übung machen: Setzen Sie sich aufrecht auf die Kante eines Stuhls. Ziehen Sie den Bauchnabel nach innen und in Richtung Rippen nach oben. Erspüren Sie dann die beiden Sitzknochen, auf denen Sie sitzen. Probieren Sie, diese zueinander zu bewegen. Das geht natürlich nur minimal, aber die Muskulatur, die Sie dazu benötigen, ist Ihr Beckenboden. In Verbindung mit der Nabelhochziehbewegung aktivieren Sie so den größten Teil des Beckenbodens.

das Tempo der Übungsausführung spielt eine große Rolle: Machen Sie die Übungen immer so langsam, dass Sie sie noch kontrollieren können. Das Gewicht sollte zudem immer so gewählt sein, dass eine geführte Bewegung möglich ist. Jede Bewegung sollte von einem festgelegten imaginären Anfangs- bis zu einem Endpunkt durchgeführt werden. Auch federnde Bewegungen sollten Sie vermeiden, falls sie nicht ausdrücklich in der Übungsbeschreibung verlangt sind.

Atmen Sie mit der Bewegung!

Die Übungen werden intensiver und kontrollierter, wenn Sie mit der Bewegung atmen. Wird der Muskel angespannt, also belastet, atmen Sie aus. Das fördert einen gleichmäßigen Bewegungsfluss und ermöglicht Ihnen eine bessere Konzentration auf die Muskulatur.
Um mit der Atmung nicht die Haltung der Wirbelsäule zu beeinflussen, können Sie eine so genannte vollständige Atemtechnik anwenden, bei der Sie alle Bereiche der Lunge nutzen. Versuchen Sie diese Technik zunächst vor dem Spiegel, ohne dabei eine bestimmte Übung auszuführen. Atmen Sie zuerst tief in den Bauch. Dann die Atmung in den unteren seitlichen Bereich des Brustkorbs, anschließend fließend bis in die oberen Lungenbereiche unter dem Schlüsselbein strömen lassen.

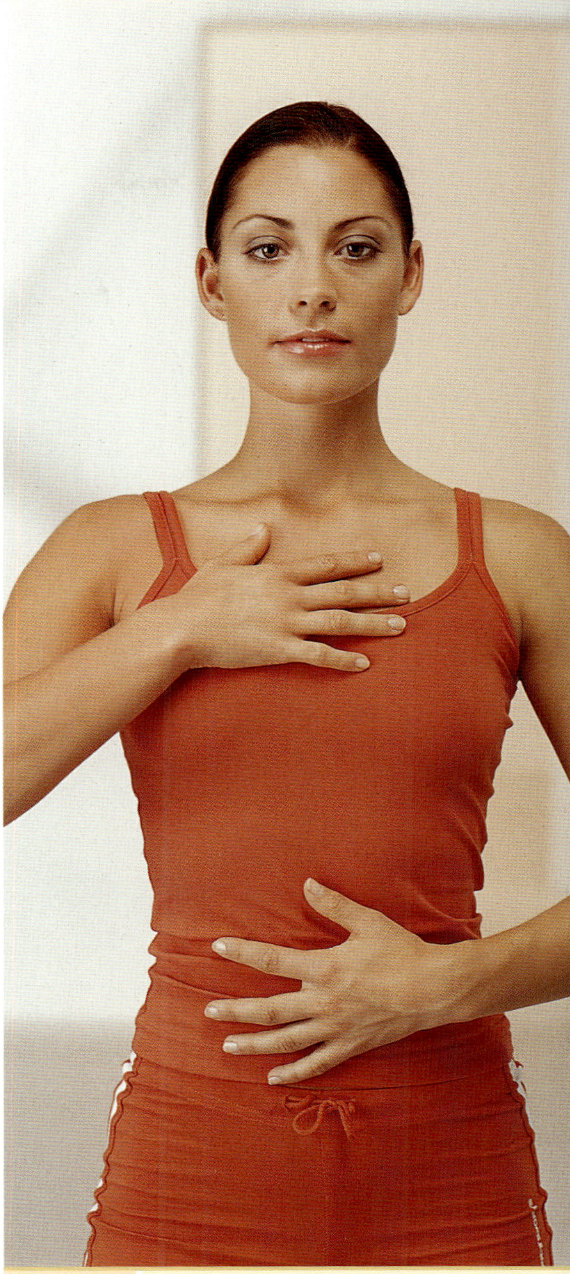

› Üben Sie vorm Spiegel die Atmung in alle Bereiche von Brustkorb und Bauch.

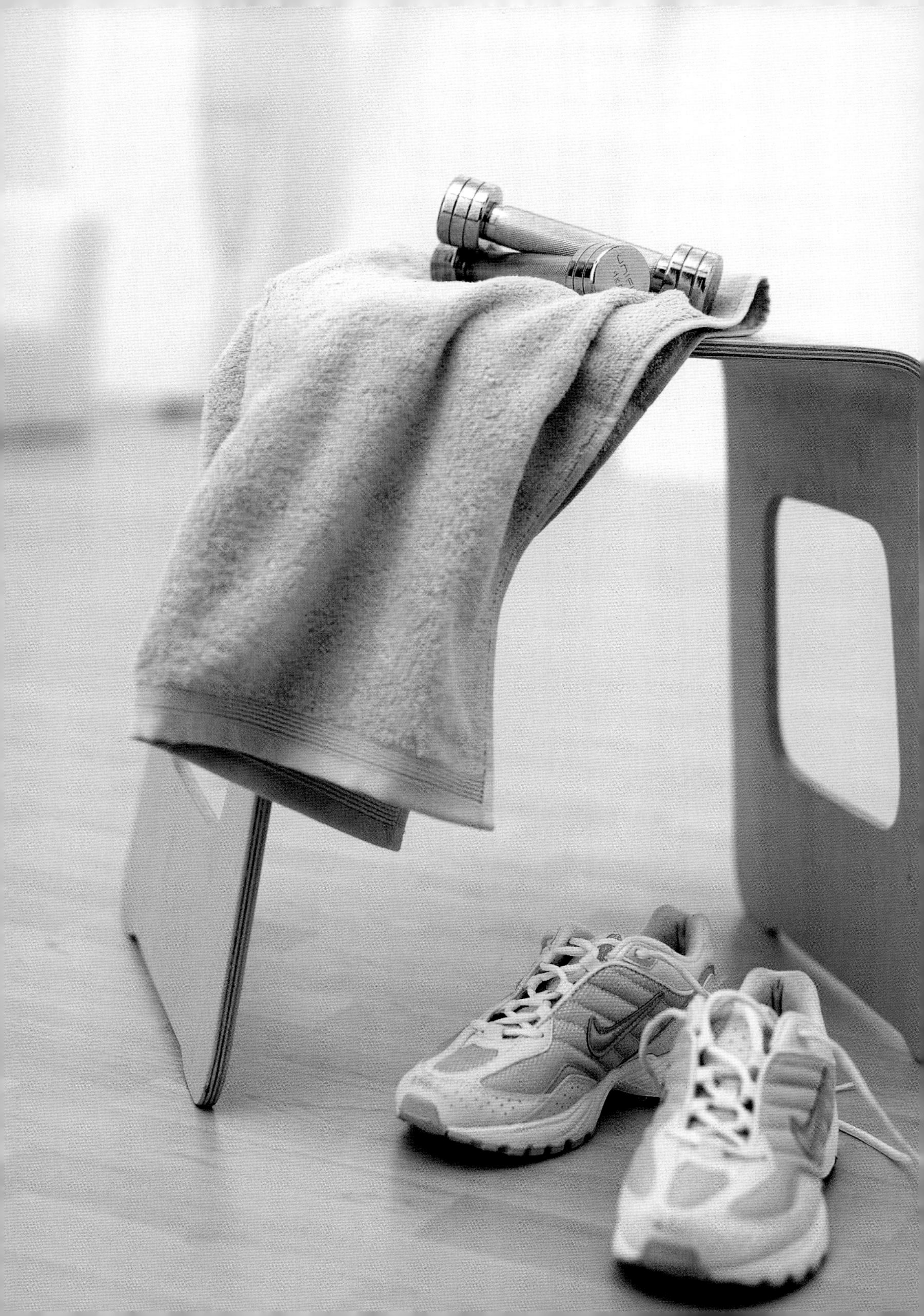

Bauch, Beine und Po in Bestform

Nachdem Sie sich Ihren Trainingsplan zurechtgelegt haben, fehlt nur noch ein letzter Schritt. Wählen Sie aus dem folgenden Muskelübungsprogramm das Passende für sich aus. Steigen Sie je nach Ihrem Trainingszustand auf Level 1, 2 oder 3 ein. So bekommen Sie Ihre Problemzonen sicher in den Griff. Hier kommt Ihr individueller Schlüssel zum Körperglück ...

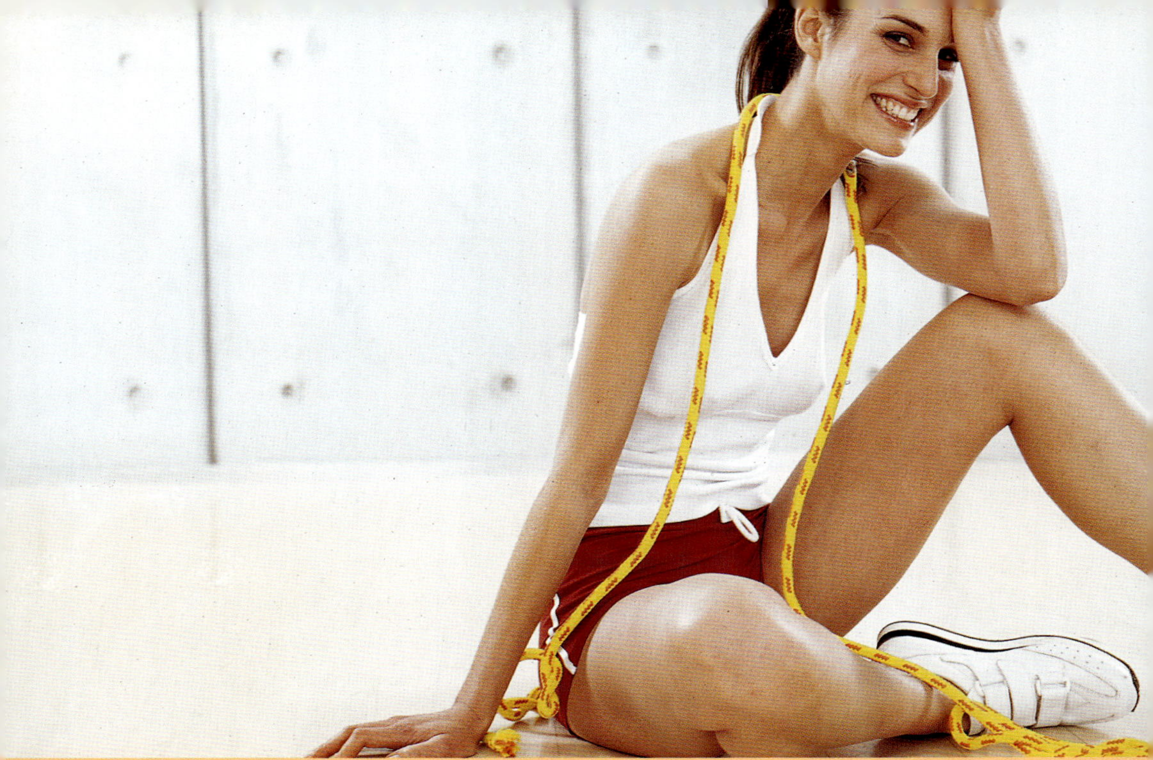

Pre-Moves: Aufwärmen mit Fun-Faktor

Vor jedem Training ist es wichtig, die Muskeln auf Betriebstemperatur zu bringen und den Körper zu lockern. Wenn Sie mögen, legen Sie eine CD auf, die Sie in Trainingsstimmung bringt, und wärmen Sie sich dazu fünf bis zehn Minuten lang auf. Alternativ können Sie das Aufwärmen auch auf dem Hometrainer, Stepper oder Laufband machen. Gut aufgewärmt sind Sie, wenn Sie zu schwitzen beginnen.

Legen Sie los!

Die folgenden Übungen sind so konzipiert, dass sie die Muskeln ohne jedes Verletzungsrisiko warm machen. Beginnen Sie immer mit einer Minute lockerem Marching. Versuchen Sie, alle Bewegungen im Rhythmus der Musik auszuführen und stets zu kontrollieren. Achten Sie unbedingt auf eine korrekte Ausführung der Moves.

Marching

- Stehen Sie aufrecht, den Kopf dabei in Verlängerung der Wirbelsäule halten. Grundspannung im Körper aufbauen, indem Sie Bauch, Beckenboden und Rücken anspannen. Die Arme angewinkelt neben dem Körper halten.
- Marschieren Sie auf der Stelle: Die Füße von den Zehenspitzen bis zur Ferse abrollen, dabei die Arme gegengleich nach vorn schwingen lassen. 1
- Achten Sie darauf, den Oberkörper relativ ruhig zu halten, nicht nach vorn zu kippen und ganz gleichmäßig zu atmen.

Punch

- Machen Sie eine weite Grätsche, die Knie gebeugt senkrecht über dem Mittelfuß halten. Die Hände zu Fäusten ballen und auf Kinnhöhe anheben.
- Machen Sie dann kleine Sprünge nach rechts und links, wobei Sie das Gewicht nur kurz auf das jeweilige Bein verlagern.
- Beim Sprung nach rechts mit der rechten Faust einen Punch zur Seite machen. 2 Gewicht nach links verlagern und gleichzeitig den Arm zum Körper heranziehen. Nach einer Minute Seite wechseln und nach links punchen.

1 2 Minuten

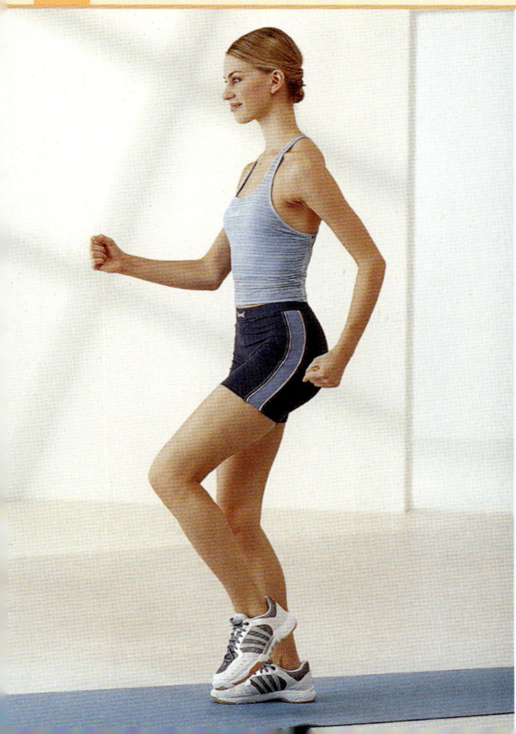

2 1 Minute je Seite

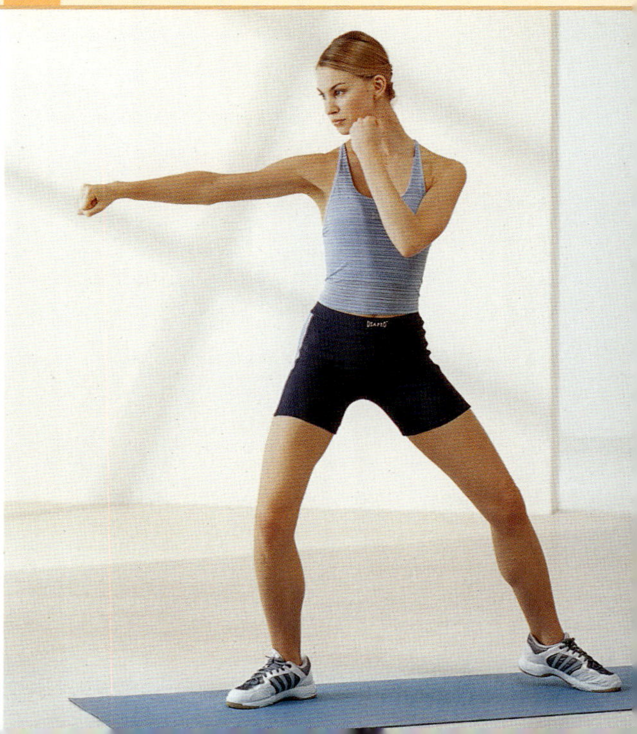

Rope Skipping

- Stellen Sie sich gerade hin und halten Sie die Füße parallel. Der Abstand zwischen den Füßen sollte ungefähr hüftbreit sein. Die Knie sind minimal gebeugt.
- Halten Sie die Ellbogen eng am Körper und heben Sie die Hände mit einem Springseil neben dem Körper an.
- Machen Sie kleine Sprünge auf der Stelle und bewegen Sie Arme und Seil dazu. Den Oberkörper aufrecht halten, den Blick nach vorn richten. 3
- Sie können die Übung ebenso gut ohne Springseil machen.

Side to side

- Kommen Sie in eine weite Grätsche. Die Knie sollten senkrecht über dem Mittelfuß stehen. Die Arme seitlich nach unten strecken.
- Dann das Gewicht nach rechts verlagern, das linke Bein durchstrecken, mit dem linken Fuß auf den Boden tippen und gleichzeitig die linke Schulter nach hinten rollen. 4
- Das Gewicht nach links verlagern, die rechte Schulter nach hinten rollen.

3 1 bis 2 Minuten

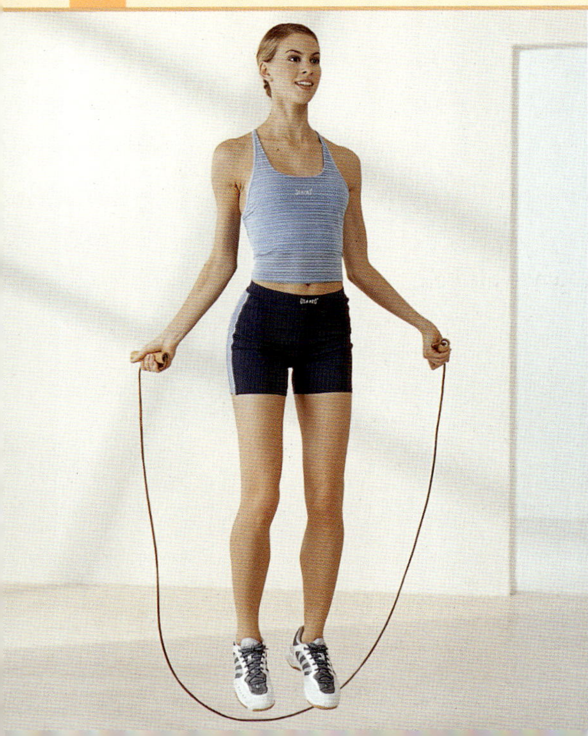

4 1 bis 2 Minuten

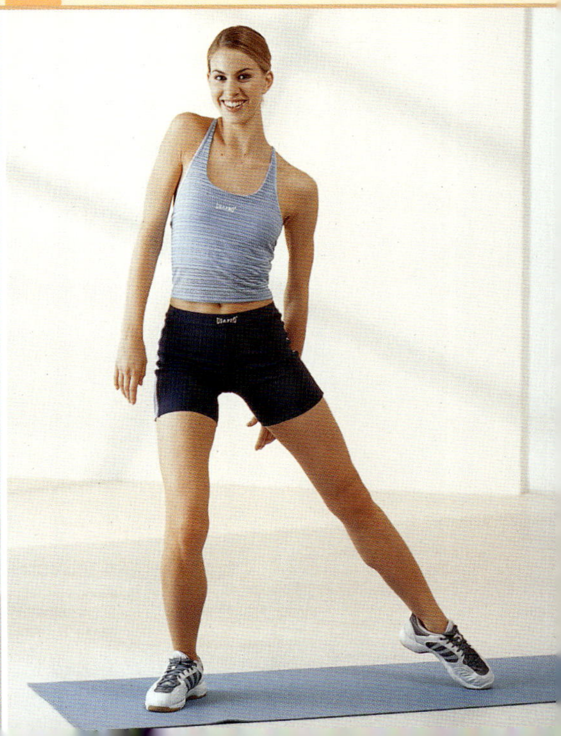

Heel touch

- Stehen Sie gerade und nehmen Sie die Hände an die Hüften. Die Füße parallel halten und die Körperspannung aktivieren.
- Dann das Gewicht nach links verlagern, mit der rechten Ferse möglichst weit vor dem Körper auftippen. 5
- Den rechten Fuß wieder zum linken stellen, das Gewicht nach rechts verlagern und mit der linken Ferse nach vorn tippen.

5 **1 bis 2 Minuten**

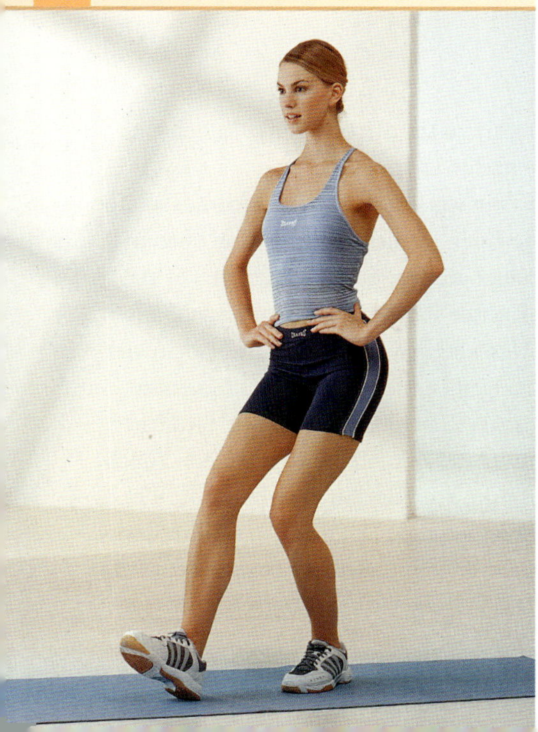

Dehnen ist Geschmackssache

Das Andehnen der Muskulatur vor dem Training, das so genannte Prestretching, ist nach neuesten wissenschaftlichen Erkenntnissen nicht geeignet, Verletzungen vorzubeugen. Andererseits spricht auch keine aktuelle Studie dagegen.
Die meisten aktuellen Studien raten von einem allzu intensiven Stretching vor dem Training ab, da dies die Muskelspannung herabsetzen und die Trainingsleistung mindern könnte. Ein Aufwärmtraining der Muskulatur mit moderatem Prestretch dagegen wird von fast allen Experten empfohlen.
Wenn Sie sich also gut damit fühlen, können Sie nach dem Aufwärmen ein paar dynamische Prestretch-Übungen machen. Suchen Sie sich dazu zwei bis drei Übungen aus dem Dehnprogramm der jeweiligen Körperpartie (Seiten 66–67, 86–87 und 104–105) heraus und machen Sie etwa 20 Sekunden je Move leicht federnde, kontrollierte Bewegungen in die Position hinein. Das erhöht die Beweglichkeit und den Bewegungsumfang und fördert so den Ausgleich muskulärer Dysbalancen. Legen Sie los – und starten Sie Ihr individuelles Muskeltrainingsprogramm.

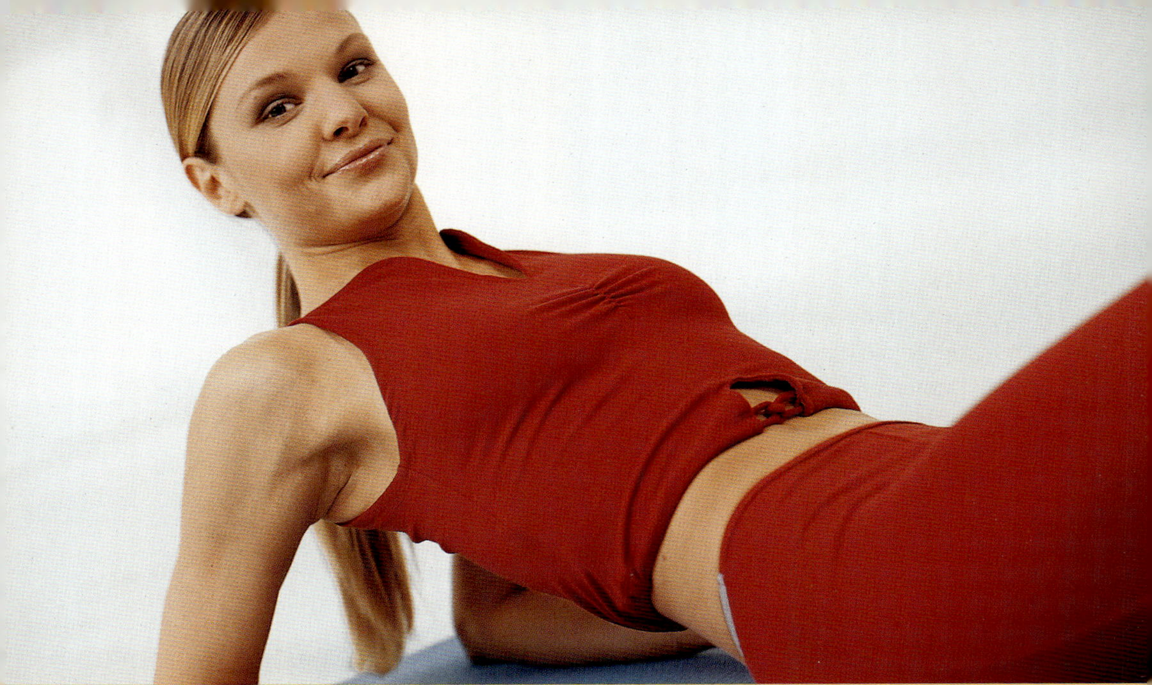

Flacher Bauch

Schlanke Taille, flache Mitte – mit diesen Übungen können Sie Ihren Bauch effektiv straffen und formen. Kleine Tipps zwischendurch helfen Ihnen zusätzlich, die Nabelregion von lästigen Speckröllchen zu befreien und in der nächsten Badesaison bikinifit zu sein.

Power aus der Mitte

Den Bauch trainieren – das klingt nach einem simplen Crunch-Workout. Um die gesamte Muskulatur der Körpermitte intensiv zu trainieren, genügt jedoch eine einzelne Übung nicht.

Sehen wir uns dazu die Bauchmuskulatur genauer an: Sie verläuft in drei übereinander angeordneten Schichten. Die tief liegende Bauchmuskulatur besteht aus *Musculus quadratus lumborum,* dem viereckigen Lendenmuskel, und *Musculus psoas maior,* dem Hüftbeuger. Sie liegt unter der mittleren und seitlichen Bauchmuskulatur, die auf dem Bild Seite 49 links zu sehen ist und auch als oberflächliche Bauchmuskulatur bezeichnet wird.

Die mittlere Bauchmuskulatur besteht aus dem *Musculus rectus abdominis,* der geraden Bauchmuskulatur, die für die Vorneigung des Rumpfes zuständig ist, und dem *Musculus pyramidalis,* dem Pyramidenmuskel. Die seitlichen Bauchmuskeln, die den Oberkörper drehen und neigen, bestehen aus drei Teilen: *Musculus obliquus internus abdominis* und *Musculus obliquus externus abdominis,* die Obliquen, sowie *Musculus transversus abdominis,* der Quermuskel.
Alle diese Muskeln und auch der Beckenboden müssen gut trainiert sein, um den Rumpf stabil und aufrecht zu halten.
Auch die Rückenmuskulatur spielt beim Bauchtraining eine große Rolle, da beispielsweise der Quermuskel mit dem Rücken verbunden ist. Außerdem ist die Rückenmuskulatur für die Gegenbewegung der Bauchmuskeln verantwortlich, etwa für das Aufrichten des Rumpfes aus gebeugter Haltung. Eine besondere Rolle spielt hierbei der Rückenstrecker.
Damit alle Teile der Bauchmuskulatur und auch der Rücken trainiert werden, finden Sie auf den folgenden Seiten eine Unterteilung der Übungen nach tief liegenden und oberflächlichen Muskelschichten sowie ein paar Übungen, die Rückentraining beinhalten. Wählen Sie bei jedem Bauch-Workout Bewegungen aus allen Gruppen aus. So bekommen Sie das beste Bauchgefühl, das Sie je hatten.

› Die oberflächlichen Bauchmuskeln verlaufen horizontal, vertikal und diagonal.

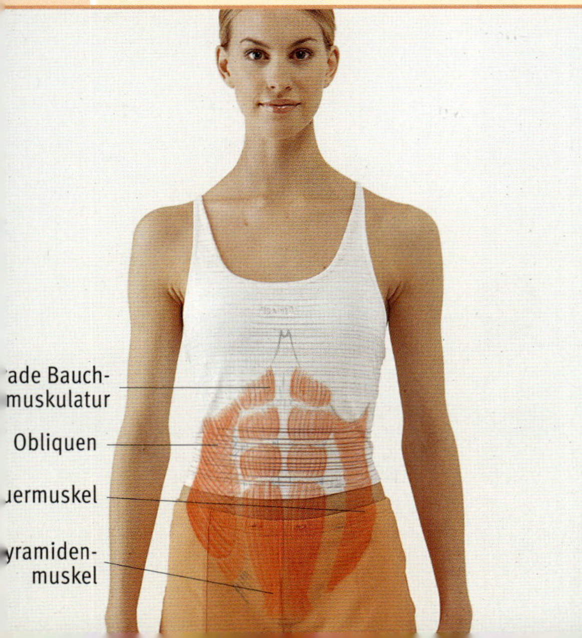

› Der Rückenstrecker ist die Gesamtheit der den Rumpf aufrichtenden Muskulatur.

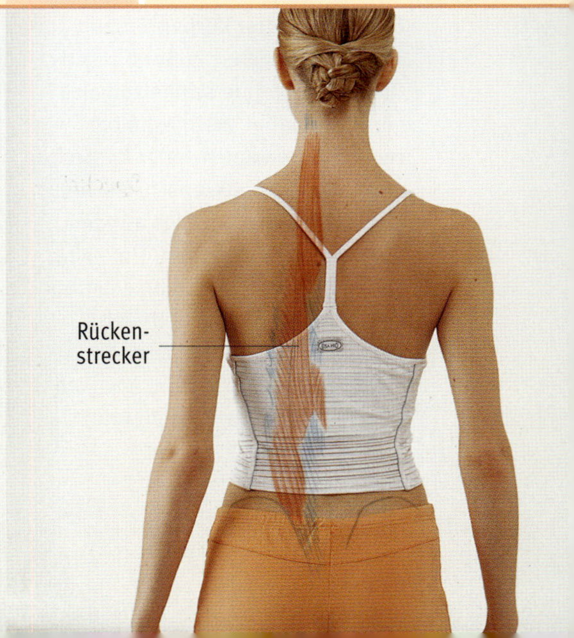

Tief liegende Bauchmuskulatur

Mit den folgenden Übungen trainieren Sie die tief liegenden Schichten der Bauchmuskulatur, aber auch den Quermuskel, die schrägen Bauchmuskeln und teilweise auch den Beckenboden. Doch bei jeder Übung ist auch die gerade Bauchmuskulatur ein Stück weit gefordert.

Taillencrunch

Kräftigt die seitliche Bauchmuskulatur, formt die Taille.

> Legen Sie sich auf eine Matte oder ein großes Handtuch, drehen Sie sich auf die rechte Seite und winkeln Sie die Beine leicht an. Strecken Sie den linken Arm oberhalb des Körpers in Richtung der Beine. Nehmen Sie nun die rechte Hand an den Kopf, der rechte Ellbogen zeigt nach vorn. Wenn Sie Nackenprobleme haben, können Sie auch ein zusammengerolltes Handtuch zwischen Kopf und Arm nehmen.

INFO

BONUS FÜR EINSTEIGER

Ein untrainierter Körper reagiert auf jeden Trainingsreiz äußerst positiv. Die ersten Pfunde schmelzen also geradezu dahin. Nach zehn bis zwölf Wochen hat sich der Körper nach neuesten wissenschaftlichen Erkenntnissen allerdings auf den Trainingsreiz eingestellt. Um nicht auf einem Fitness-Plateau zu stranden, auf dem nichts mehr geht, sollten Sie spätestens nach drei Monaten checken, ob Sie noch auf dem richtigen Level trainieren.

1 12- bis 15-mal je Seite

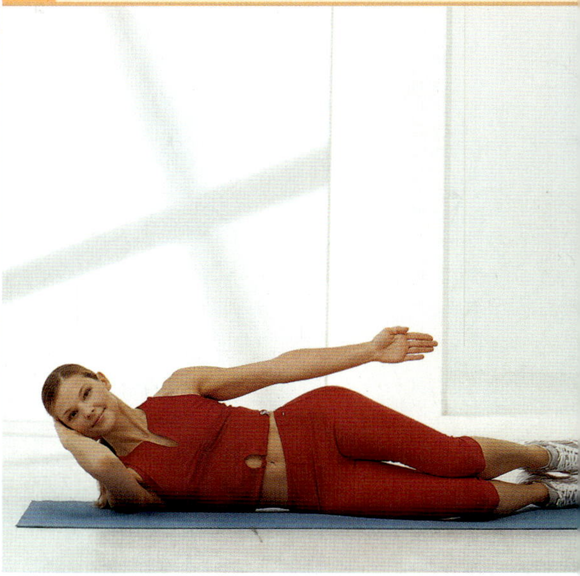

- **Level 1:** Aktivieren Sie die gesamte Bauchmuskulatur und versuchen Sie, den Oberkörper aus der Kraft der seitlichen Bauchmuskeln heraus ein winziges Stück anzuheben. Die Beine bleiben dabei auf dem Boden liegen. 1 Kurz halten, dann langsam wieder lösen, aber vor der nächsten Wiederholung nicht mehr vollständig ablegen.
- **Level 2:** Sie liegen wie bei Level 1, allerdings stützen Sie den linken Arm nun vor der Brust auf. Lassen Sie den Oberkörper auf dem Boden liegen, heben Sie das linke Bein an und nehmen Sie das rechte Bein dazu. Beide Beine ein kleines Stück anheben 2, dann wieder senken, aber nicht mehr ablegen.
- **Level 3:** Kombinieren Sie Level 1 und 2: Heben Sie gleichzeitig den Oberkörper und die Beine an. Mit dem linken Arm können Sie sich wieder abstützen. Langsam Oberkörper und Beine weiter anheben 3 und dann wieder senken.

2 **12- bis 15-mal je Seite**

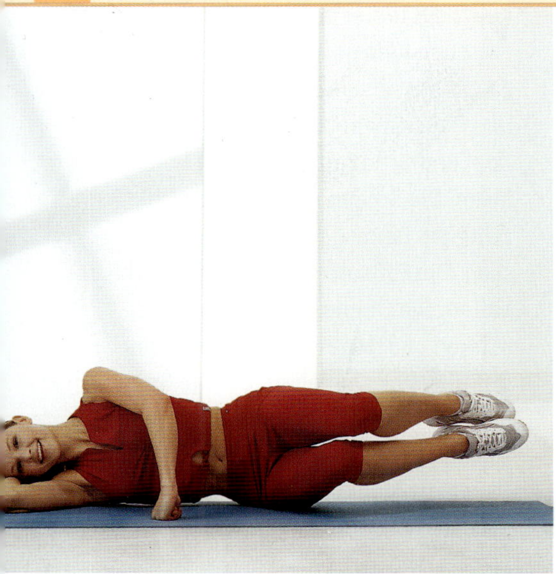

3 **12- bis 15-mal je Seite**

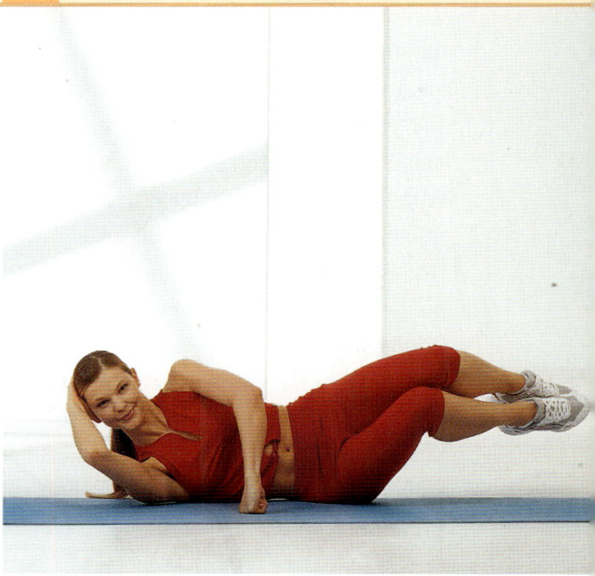

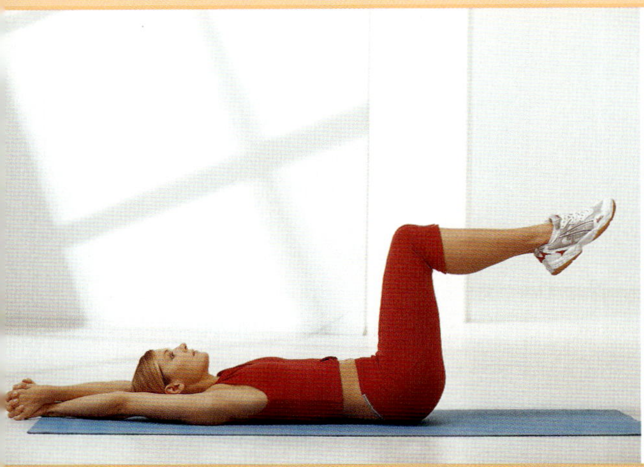

1

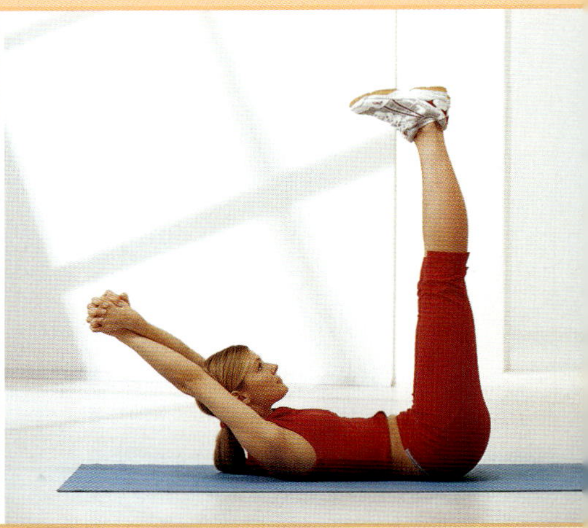

2 15- bis 20-mal

Leg Crunch

Strafft die gerade und quer verlaufende Bauchmuskulatur.

- Legen Sie sich auf den Rücken und stellen Sie die Füße zunächst flach auf den Boden. Bauch und Beckenboden minimal anspannen und die Wirbelsäule auseinander ziehen. Stellen Sie sich vor, dass an Scheitel und Steißbein Fäden befestigt sind, die die Wirbelsäule in entgegengesetzte Richtungen ziehen wollen. Den Blick zur Decke richten, die Arme über dem Kopf auf dem Boden ausstrecken und die Hände so verschränken, dass Sie den Kopf auf den Oberarmen ablegen können. Dann die Beine anheben, bis die Knie senkrecht über den Hüftgelenken stehen und die Unterschenkel parallel zum Boden sind. 1
- **Level 1:** Lassen Sie den Bauchnabel nach innen sinken und ziehen Sie ihn in Richtung der Rippen nach oben. Kopf und Nacken entspannen. Der Kopf liegt locker auf den Oberarmen, zwischen Kinn und Brust ist eine Faustbreit Abstand. Beckenboden- und Bauchspannung erhöhen, bis sich Kopf und Schulterbereich vom Boden lösen. Die Spannung halten, gleichzeitig die Beine nach oben ausstrecken. Die Fußsohlen parallel zur Decke halten. Die Oberkörperspannung verstärken und den Po aus der Kraft des Unterbauches anheben. 2 Die Spannung im Unterbauch kurz halten, langsam lösen und den Po wieder ablegen. Der Oberkörper bleibt angehoben. Die nächste Wiederholung anschließen.

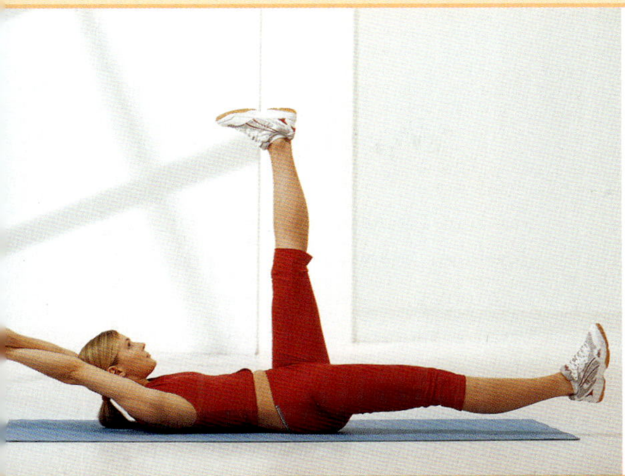

3 15- bis 20-mal je Seite

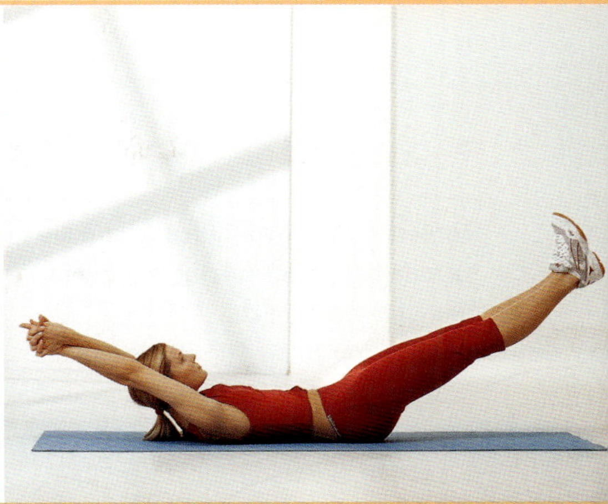

4 15- bis 20-mal

> **Level 2:** Heben Sie den Oberkörper an wie bei Level 1. Die Spannung im Bauch halten und die Beine nach oben ausstrecken. Die Zehenspitzen des rechten Fußes anziehen und das rechte Bein langsam bis kurz über dem Boden absenken. 3 Ebenso kontrolliert wieder anheben. Nach 15 bis 20 Wiederholungen die Seite wechseln.

> **Level 3:** Heben Sie den Oberkörper an wie bei Level 1 und strecken Sie beide Beine nach oben aus. Der Winkel zwischen Beinen und Oberkörper sollte 90 Grad oder etwas mehr betragen. Arbeiten Sie aus dieser Grundspannung heraus: Senken Sie beide Beine ganz langsam bis knapp über dem Boden ab, dabei einatmen. Beim Ausatmen die Beine ohne Schwung wieder anheben. 4

LASSEN SIE ES LANGSAM ANGEHEN!

Machen Sie die angegebene Anzahl an Wiederholungen auf Level 3 nur, wenn Sie die Level-2-Übung wirklich schon problemlos beherrschen! Schlampig oder unkontrolliert ausgeführte Bewegungen könnten Ihnen sonst Rückenprobleme bereiten. Lassen Sie sich Zeit bei der Ausführung und zögern Sie nicht, einen Level herunterzuschalten, wenn Sie das Gefühl haben, dass die Übung noch zu schwer für Sie ist.

WICHTIG !

Balance-Wippe

Fordert die quer verlaufende und die gerade Bauchmuskulatur im oberen und unteren Bereich.

Endposition 20 bis 30 Sekunden halten.

- Setzen Sie sich hin und stellen Sie die Füße flach auf den Boden. Stellen Sie sich vor, Sie wären ein Baum: Ihre Krone, der höchste Punkt des Scheitels, will nach oben wachsen und zieht Sie in Richtung Himmel, während Ihre Wurzeln, die Füße, Sie fest im Boden verankern und das Steißbein schwer in den Boden sinkt. Richten Sie Ihre Wirbelsäule auf, aktivieren Sie Rücken-, Bauch- und Beckenbodenmuskeln. Die Arme sind leicht gebeugt, die Hände liegen entspannt in den Kniekehlen. 1
- **Level 1:** Halten Sie den Rücken unbedingt gerade, den Kopf in Verlängerung der Halswirbelsäule, und verlagern Sie das Gewicht vorsichtig nach hinten. Die Hände liegen immer noch locker in den Kniekehlen. Das Gewicht noch weiter nach hinten nehmen, bis sich die Füße vom Boden lösen. 2 Atmen Sie gleichmäßig weiter, keinesfalls die Luft anhalten!
- **Level 2:** Machen Sie die Übung wie auf Level 1. Ihre Hände liegen nun

1

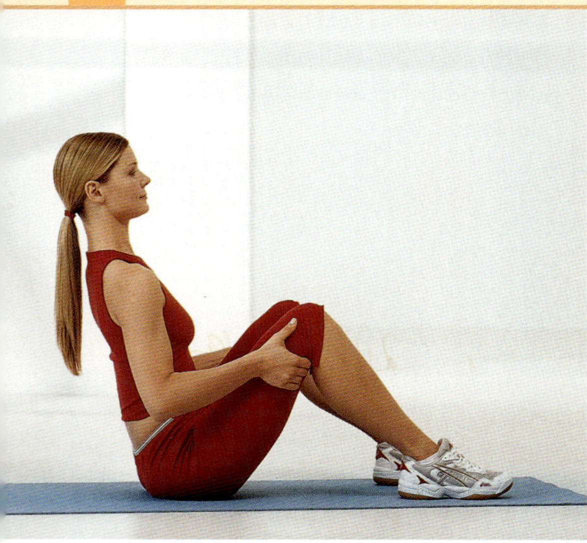

2 3-mal

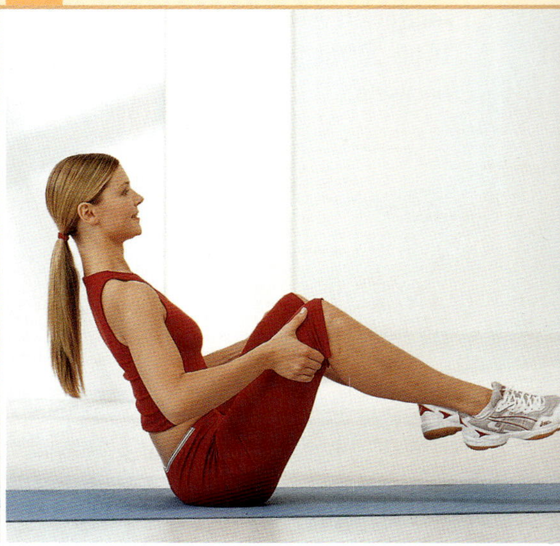

allerdings nicht mehr unter, sondern auf den Knien. Verlagern Sie das Gewicht nach hinten, bis die Unterschenkel parallel zum Boden sind. 3 Position einige Sekunden lang halten, dabei gleichmäßig weiteratmen.

- **Level 3:** Verlagern Sie das Gewicht wie auf Level 2 nach hinten: Den Rücken gerade halten, das Gewicht weiter nach hinten geben, bis sich die Füße vom Boden lösen. Mit den Händen die Fesseln umfassen und Beine sowie Arme langsam ausstrecken. 4 Ausbalancieren. Die Endposition diesmal nur 10 bis 20 Sekunden halten, dann lösen.

SO WIRD'S LEICHTER

TIPP

Sie können die Beine bei der Balance-Wippe oder beim Leg Crunch nicht ausstrecken? Dann sollten Sie die Übungen unbedingt auf Level 1 absolvieren und zusätzlich zu den Bauchstretches die Beinstretches in Ihr Trainingsprogramm integrieren. Das macht den Beinbeuger wieder lang und geschmeidig – und Sie können bald schon die Beine auch bei den Bauchübungen problemlos ausstrecken.

3 3-mal

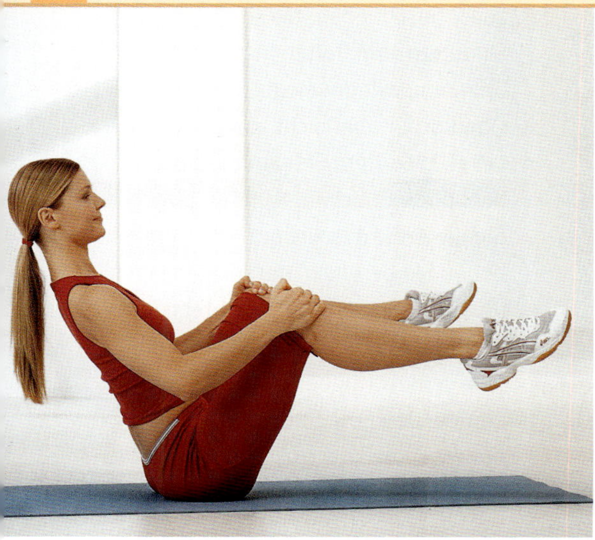

4 3-mal

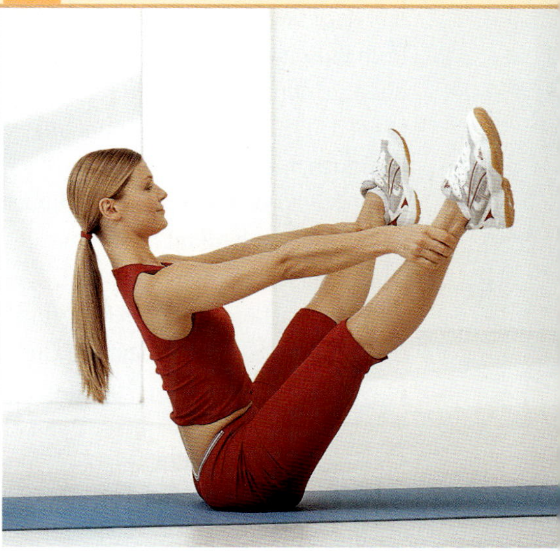

Oberflächliche Bauchmuskulatur

Die richtige Form, den Feinschliff, bekommt Ihr Bauch mit diesen Übungen. Sie trainieren die gerade Bauchmuskulatur, die sich über alle anderen Muskelschichten von den Rippen bis zum Becken zieht. Bei den herkömmlichen Crunches wird nur der obere Anteil der Bauchmuskulatur gefordert. Die folgenden Übungen hingegen sind so konzipiert, dass auch der untere Anteil der Muskulatur nicht zu kurz kommt.

Basic Crunch

Trainiert die gerade Bauchmuskulatur.

- Legen Sie sich auf den Rücken. Stellen Sie die Füße leicht angezogen auf den Boden und öffnen Sie sie etwas mehr als hüftbreit. Bauen Sie eine Grundspannung in Bauch, Beckenboden und Rücken auf. Dabei die Wirbelsäule lang ziehen. Nehmen Sie die Hände an den Kopf und lassen Sie die Ellbogen nach außen kippen. Den Blick nach oben richten.
- **Level 1:** Erhöhen Sie die Spannung im Bauch, bis sich Kopf und Schulterbereich vom Boden heben. Den Bauchnabel dabei unbedingt nach innen sinken lassen. Achten Sie darauf, dass der Abstand zwischen Kopf und Brust ungefähr einer geballten Faust entspricht. Versuchen Sie, mit der Anspannung einzuatmen. 1 Dann die Spannung wieder lösen, den Kopf aber nicht mehr ganz ablegen. So bewahren Sie die Grundspannung.
- **Level 2:** Verstärken Sie das Training der geraden Bauchmuskulatur, indem Sie den Hebel vergrößern. Strecken Sie bereits in der Ausgangsposition die Arme über dem Kopf aus und verschränken Sie die Hände. Legen Sie dann den Kopf auf die Oberarme und erhöhen Sie die Bauchspannung wie zuvor beschrieben, bis sich Kopf und Schultern vom Boden heben. 2 Die Spannung wieder etwas lösen, den Oberkörper aber nicht ganz ablegen.
- **Level 3:** Fordern Sie nun auch noch die untere Bauchmuskulatur. Strecken Sie die Arme aus wie auf Level 2 und heben Sie bereits in der Ausgangsposition die Beine an, bis die Unterschenkel parallel zum Boden sind und die Knie senkrecht über den Hüftgelenken stehen. Dann die Bauchspannung erhöhen 3, wieder absenken.

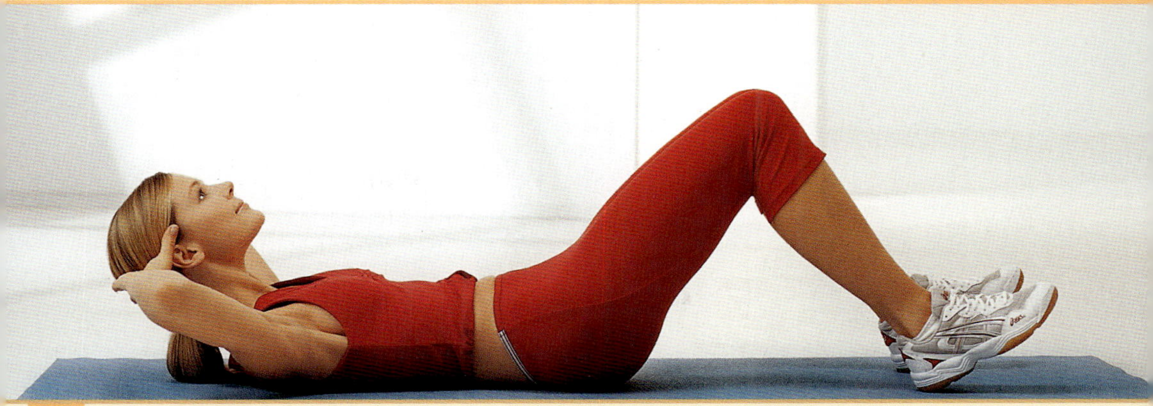

1 30- bis 40-mal

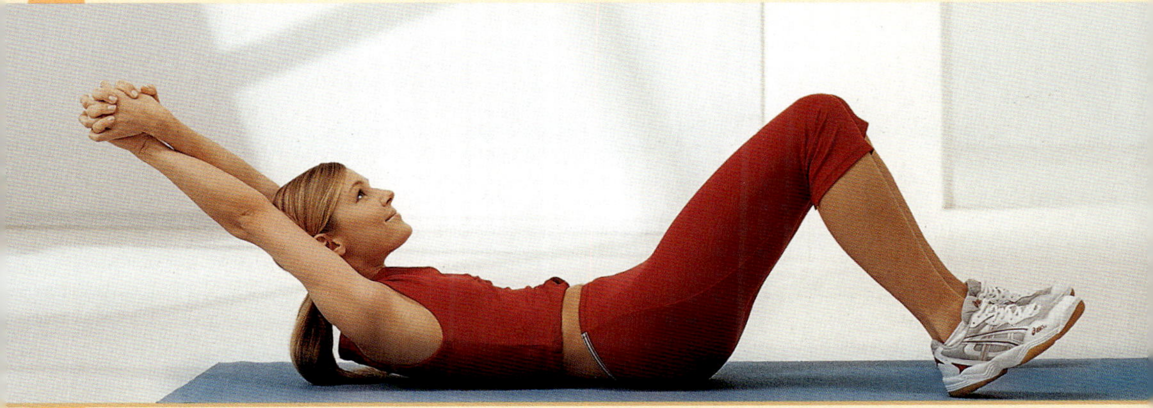

2 30- bis 40-mal

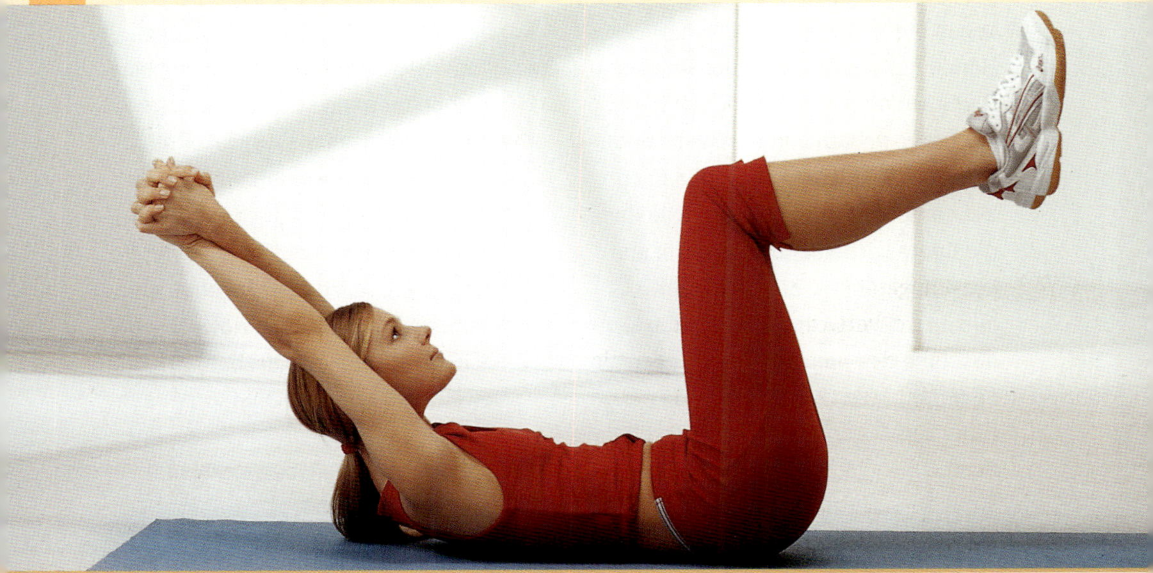

3 30- bis 40-mal

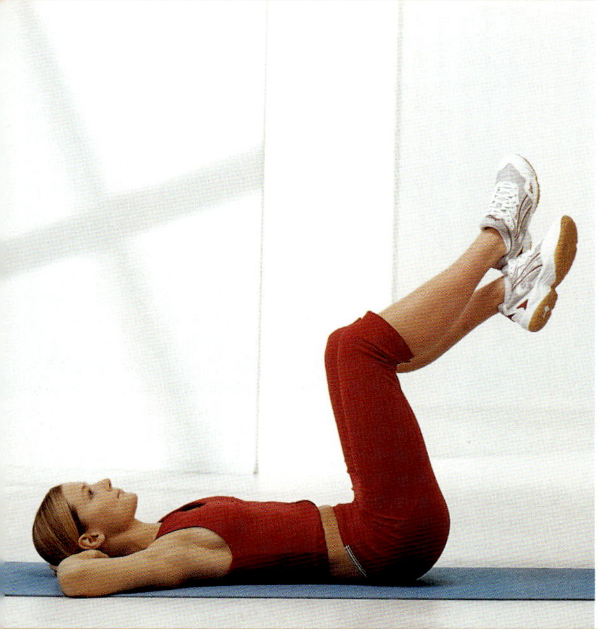

1

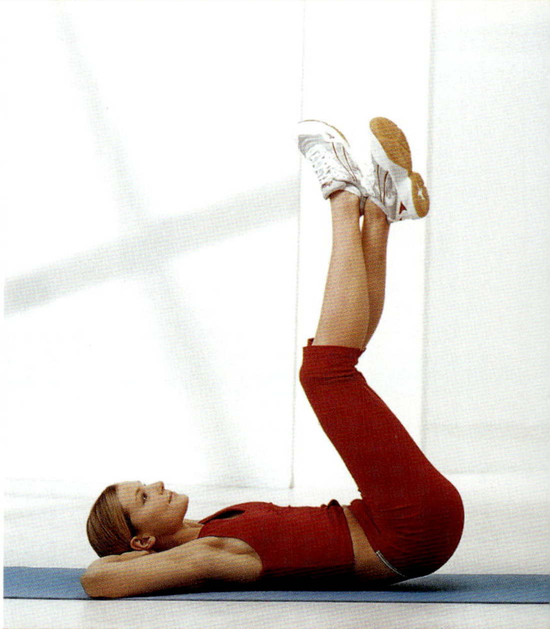

2 15- bis 20-mal

Reverse Crunch

Stärkt den unteren Bereich der geraden Bauchmuskulatur.

- Legen Sie sich auf den Rücken. Die Hände hinter dem Kopf verschränken. Die Schultern entspannen, den Blick zur Decke richten und die Bauchmuskeln leicht aktivieren. Die Füße flach auf den Boden stellen. Heben Sie dann die Beine nacheinander langsam an. Die Füße kreuzen, die Knie kippen leicht zu den Seiten und befinden sich auf Höhe des Nabels. 1
- **Level 1:** Lassen Sie den Oberkörper ruhig liegen und heben Sie langsam den Po wenige Zentimeter vom Boden weg. 2 Die Knie bleiben dabei leicht gebeugt. Das Gesäß wieder absenken, aber nicht mehr vollständig ablegen. Achten Sie darauf, die Bewegung langsam und fließend auszuführen.
- **Level 2:** Nehmen Sie wie zuvor die Ausgangsposition ein. Bauen Sie eine Grundspannung im Bauch auf und heben Sie das Gesäß einige Zentimeter vom Boden. Aus dieser angehobenen Position heraus die Knie abwechselnd nach rechts und links drehen, der Po bewegt sich mit. Den Oberkörper auf dem Boden liegen lassen, Arme und Schulterbereich bleiben entspannt. 3

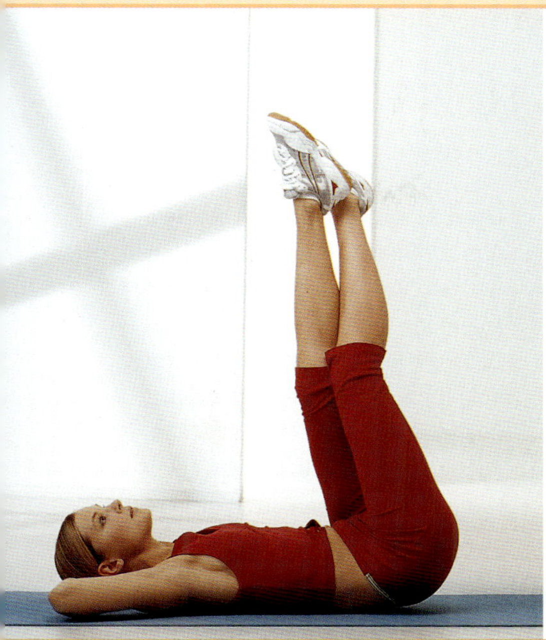

3 15- bis 20-mal

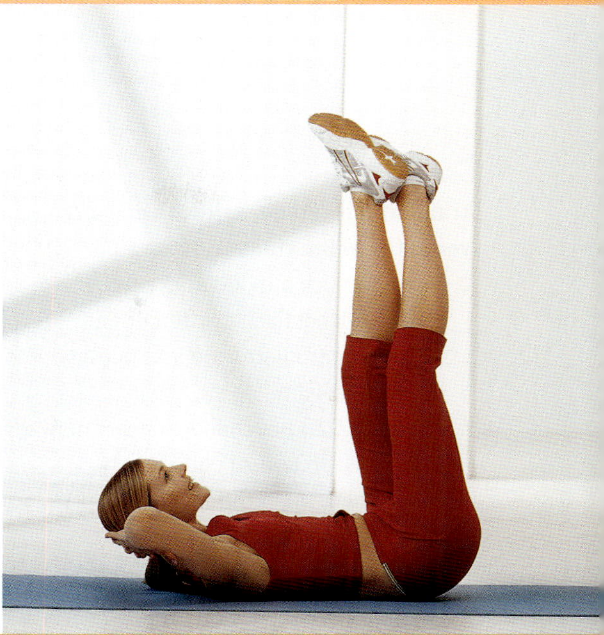

4 15- bis 20-mal

> **Level 3:** Kommen Sie in die Ausgangsposition. Die Hände an den Kopf nehmen und die Ellbogen zu den Seiten kippen lassen. Dann das Gesäß einige Zentimeter anheben, gleichzeitig die Bauchmuskulatur auch im oberen Bereich anspannen und den Oberkörper anheben. Jetzt wieder mit den Knien kleine Drehbewegungen nach rechts und links machen, dabei den Oberkörper unter Spannung halten und weiterhin gleichmäßig atmen. 4

Wichtig: Während der Übung die Kreuzrichtung der Beine einige Male ändern, damit alle bei dieser Übung beteiligten Muskeln gleich intensiv trainiert werden.

IHR BAUCHTRAINING IST ZUM GÄHNEN?

INFO

Das liegt sicher nicht daran, dass Sie unterfordert oder die Übungen nicht anstrengend genug sind. Da eine tiefe Atmung vor allem bei Bauchübungen im Liegen häufig vernachlässigt wird, kann es zu Sauerstoffmangel kommen. Ihr Körper versucht, Sie nun dazu zu bewegen, tiefer zu atmen – und lässt Sie gähnen, denn dabei atmen Sie tief ein.

Diagonaler Crunch

Trainiert die gerade, seitliche und quer verlaufende Bauchmuskulatur.

- Legen Sie sich auf den Rücken. Die Füße zunächst flach auf den Boden stellen. Kontrollieren Sie Ihre Wirbelsäule und ziehen Sie sie bewusst auseinander. Den Bauchnabel nach innen sinken lassen und zu den Rippen hochziehen. Die Hände an den Kopf nehmen und die Ellbogen zu den Seiten sinken lassen. Bauch- und Beckenbodenmuskulatur aktivieren und die Beine anheben, bis die Waden parallel zum Boden sind. Die Knie sollten sich senkrecht über den Hüftgelenken befinden. Die Füße locker hängen lassen.
- **Level 1:** Strecken Sie den rechten Arm zur rechten Seite auf dem Boden aus. Die Bauchspannung erhöhen, bis sich Kopf und Oberkörper vom Boden lösen. Die Spannung noch weiter verstärken und die linke Schulter langsam in Richtung rechtes Knie führen, dabei den linken Ellbogen locker nach links kippen lassen. 1 Die Spannung wieder lösen, aber den Oberkörper nicht mehr vollständig ablegen.
- **Level 2:** Strecken Sie den rechten Arm zur Seite wie auf Level 1. Heben Sie den Oberkörper aus der Bauchspannung heraus wieder leicht an. Dann die linke Schulter zum rechten Knie führen, gleichzeitig das linke Bein diagonal nach oben strecken. 2 Wieder lösen, das linke Bein anwinkeln, aber den Oberkörper nicht mehr vollständig ablegen.
- **Level 3:** Strecken Sie den rechten Arm seitlich aus und legen Sie ihn ab. Den Oberkörper leicht anheben. Die linke Schulter zum rechten Knie führen und den linken Ellbogen locker nach außen kippen lassen. Gleichzeitig das linke Bein erst diagonal nach oben ausstrecken. Wenn der Oberkörper die maximal mögliche Anhebung erreicht hat, die Lendenwirbelsäule also noch vollständig auf dem Boden aufliegt, das linke Bein langsam bis kurz über dem Boden absenken. 3 Das Bein langsam wieder anheben und anwinkeln, die Oberkörperspannung lösen, aber die linke Schulter nicht vollständig ablegen.

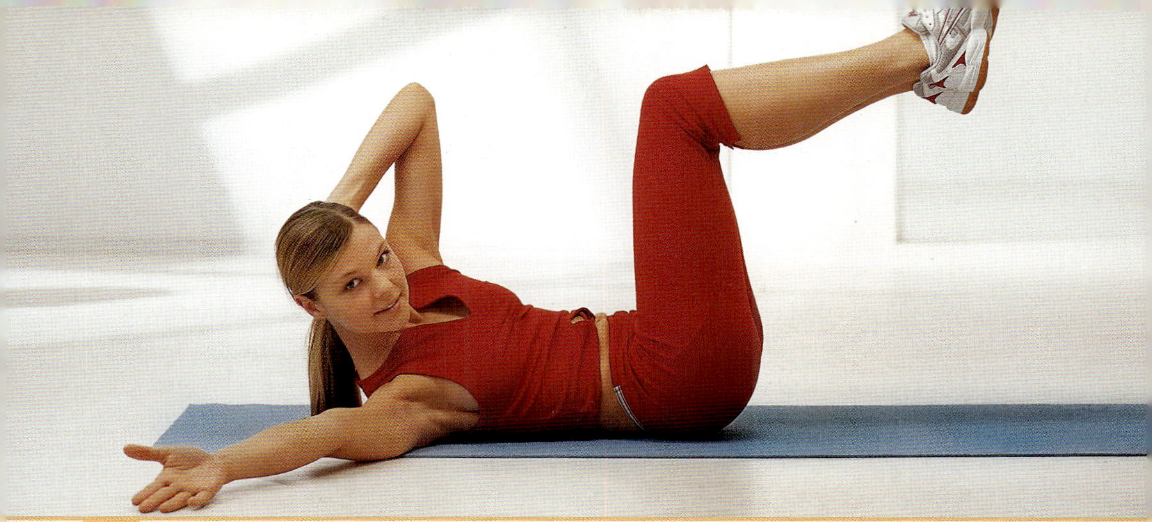

1 30- bis 40-mal je Seite

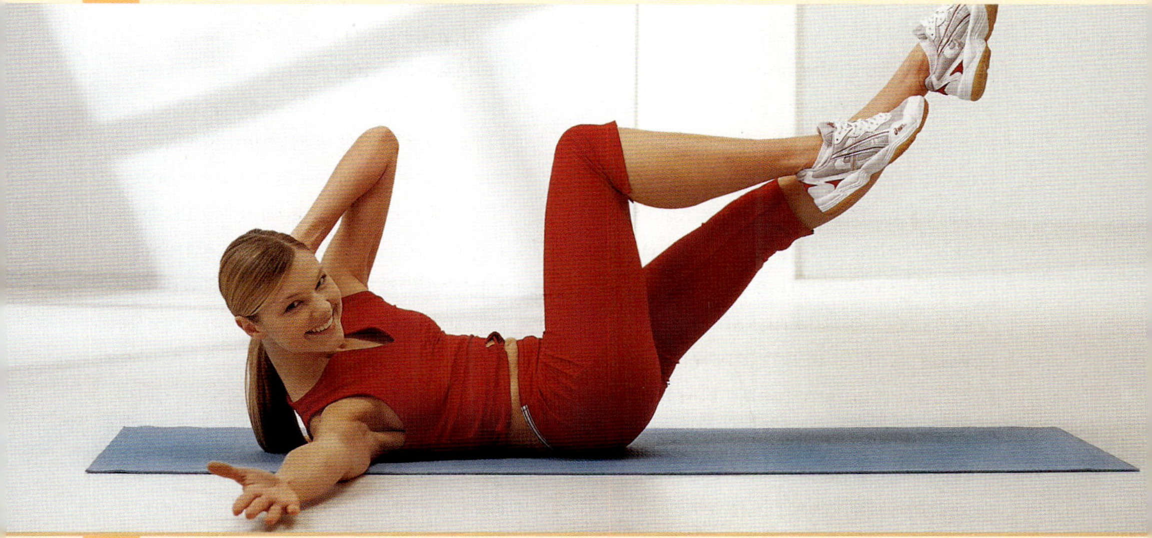

2 30- bis 40-mal je Seite

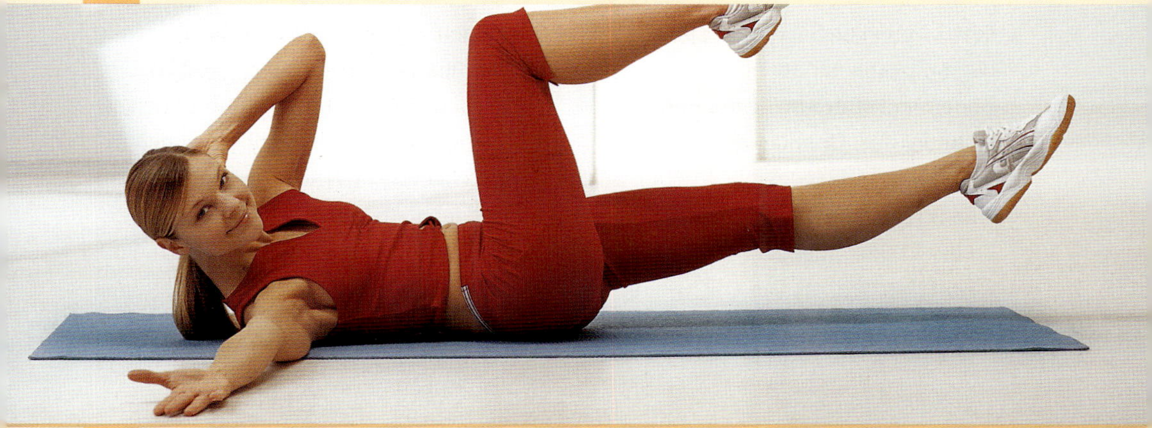

3 30- bis 40-mal je Seite

Kombi-Moves Bauch und Rücken

Nur wenn Bauch und Rücken gleichermaßen trainiert sind, sieht der Bauch wirklich flach und straff aus. Mit den folgenden Kombi-Moves trainieren Sie die Powermuskeln der Bauchpartie und stärken gleichzeitig den Rückenstrecker.

Gerader Bauchpush

Stärkt den Rückenstrecker und die Bauchmuskeln.

- Kommen Sie in den Viefüßlerstand. Die Unterarme so auf dem Boden ablegen, dass der Abstand schulterbreit ist. Die Finger zeigen nach vorn. Die Ellbogen senkrecht unter den Schultern halten und die Schultermuskulatur aktivieren, indem Sie sich aus den Schultern heraus nach oben drücken. Die Knie senkrecht unter den Hüftgelenken positionieren, den Kopf in Verlängerung der Wirbelsäule halten, den Blick nach unten richten und die Bauchmuskeln aktivieren, bis der Rücken gerade ist. Die Fußspitzen sind aufgestellt. 1
- **Level 1:** Stellen Sie die Fußspitzen hüftweit voneinander entfernt auf den Boden und strecken Sie die Beine nacheinander aus. Oberkörper und Beine liegen jetzt auf einer Linie. 2 Den Blick zum Boden richten und diese Position 30 bis 45 Sekunden lang halten, dabei weiter durchatmen. Die Knie wieder auf den Boden setzen, 10 Sekunden Pause.
- **Level 2:** Arbeiten Sie aus der Position von Level 1. Schieben Sie den gesamten Körper nach vorn, indem Sie die Füße strecken. Stellen Sie sich vor, über Ihnen wäre eine Betondecke; Sie können nicht nach oben ausweichen. Die Bewegung kommt aus dem Fußgelenk, die Haltung des Körpers bleibt dabei stabil. 3 Den Körper wieder zurück in die Startposition bringen.
- **Level 3:** Machen Sie die gleiche Bewegung wie bei Level 2, heben Sie diesmal aber das rechte Bein etwa zehn Zentimeter an. Achten Sie darauf, die Hüften ruhig zu halten; die Zehenspitzen des angehobenen Fußes zeigen während der gesamten Bewegung zum Boden. 4 Arbeiten Sie ohne Schwung, nur aus der Kraft der Bein- und Pomuskulatur heraus. Die Bewegung sollte gleichmäßig und nicht schwunghaft durchgeführt werden. Den Fuß langsam wieder abstellen. Nochmals wiederholen, dabei das linke Bein anheben. So verstärken Sie die Intensität und trainieren auch noch die seitliche Muskulatur.

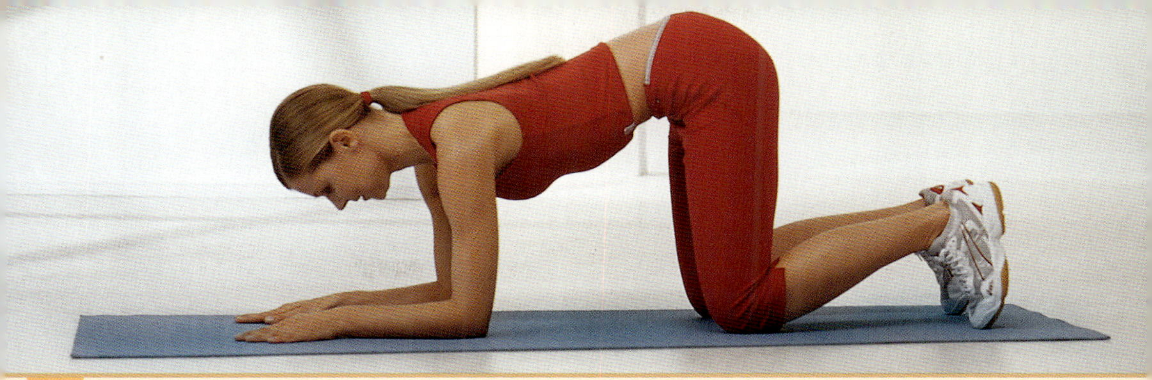

1

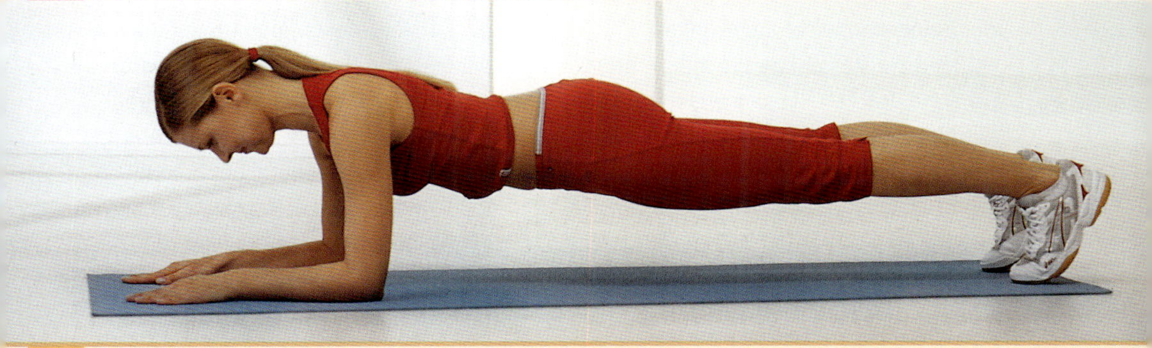

2 3-mal

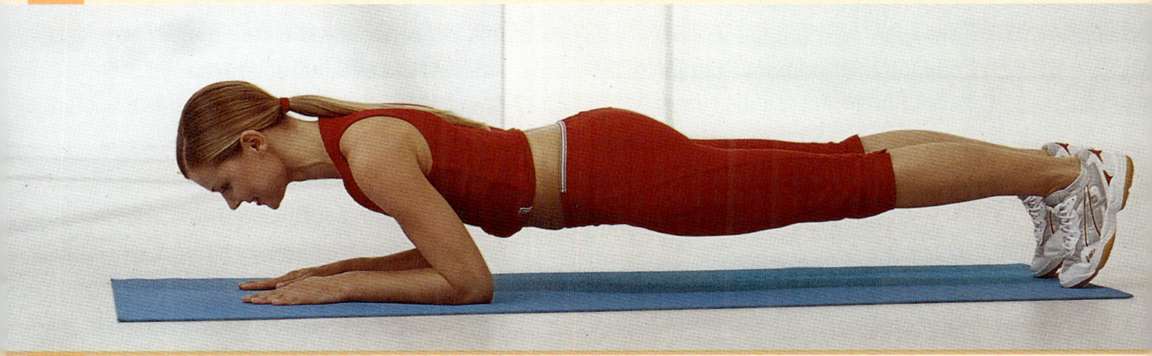

3 20- bis 25-mal

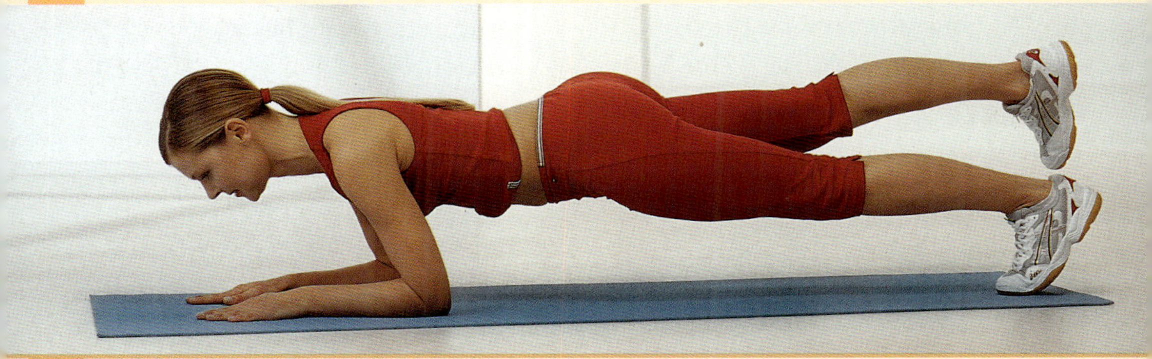

4 20- bis 25-mal je Seite

Seitlicher Bauchpush

Stärkt die tiefen Bauchmuskeln, den Rückenstrecker und die Schultermuskulatur.

- Legen Sie sich auf die rechte Seite, die Beine sind leicht angewinkelt. Stützen Sie sich auf den rechten Unterarm und drücken Sie sich aus dem Schultergelenk heraus nach oben.

INFO

HEISSHUNGER AUF SÜSSES?

Wenn Sie immer wieder eine unbändige Lust auf Süßes überkommt, hängt das vielleicht mit Ihrem Blutzuckerspiegel zusammen. Nehmen Sie Nahrungsmittel zu sich, die Ihren Körper schnell mit Energie versorgen, also nicht nur Süßigkeiten, sondern auch Kartoffeln oder Weißmehlprodukte, sinkt der Zuckerpegel nach einem rapiden Anstieg rasch wieder ab und der Körper verlangt Nachschub. Lebensmittel, die länger satt machen und ihre Energie langsam zur Verfügung stellen, beispielsweise Vollkornwaren, Gemüse, Geflügel oder Hülsenfrüchte, verhindern solche Heißhungerattacken.

Mit der linken Hand vorm Körper können Sie sich stabilisieren. Den Kopf in Verlängerung der Wirbelsäule halten und die Bauchmuskeln aktivieren.

- **Level 1:** Aus dieser Position heraus nochmals die Bauchspannung verstärken und die Hüften langsam anheben, bis die Oberschenkel die Verlängerung des Oberkörpers darstellen. 1 15 bis 20 Sekunden halten, lösen.
- **Level 2:** Aktivieren Sie aus der Ausgangsposition heraus die Rücken- und Bauchmuskulatur. Die linke Hand an den Kopf legen. Heben Sie das Becken langsam an, bis Oberschenkel und Oberkörper auf einer Ebene sind. 2 20 Sekunden lang halten, dann langsam lösen.
- **Level 3:** Strecken Sie die Beine gerade aus und stützen Sie sich wieder auf dem Unterarm ab. Die linke Hand liegt am Kopf. Dann Schultern, Bauch und Rücken anspannen und die Hüften anheben, bis Beine und Oberkörper eine Linie bilden. 3 25 bis 30 Sekunden halten, dann langsam lösen.

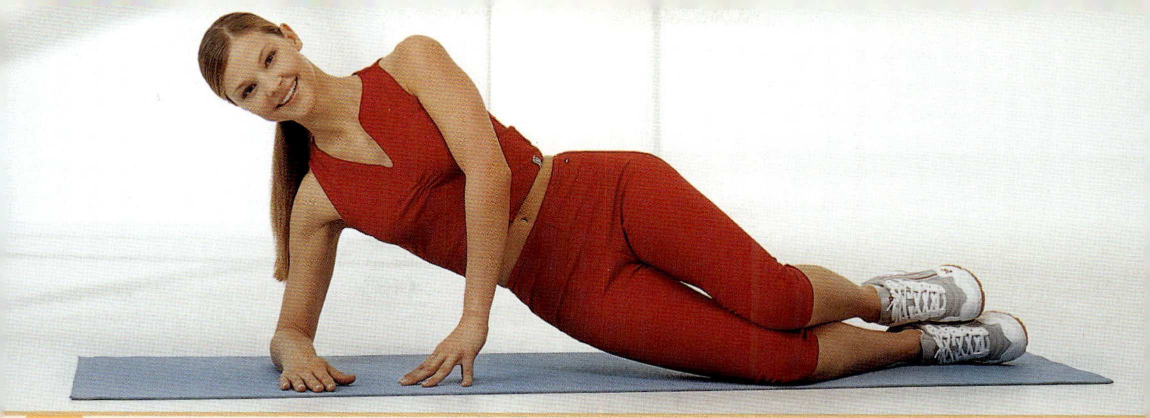

1 2-mal je Seite

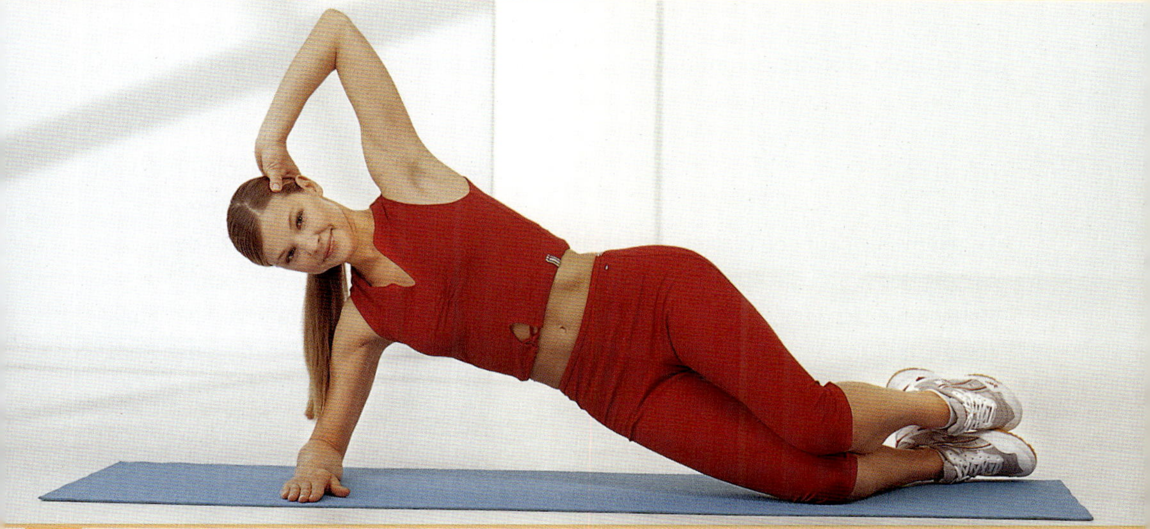

2 2-mal je Seite

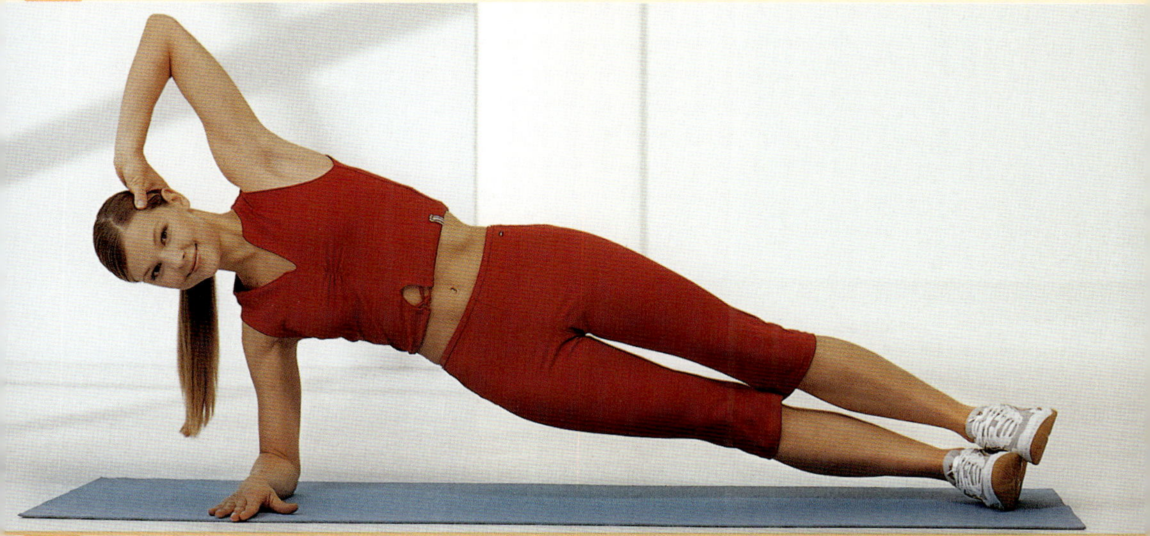

3 2-mal je Seite

Stretching für eine schlanke Mitte

Jedes Workout bringt die Muskeln unter Spannung. Mit jeder Bewegung, jeder Anspannung wird der Muskel verkürzt, die Muskelfasern schieben sich übereinander. Allerdings kommen die Fasern von allein nicht wieder in die Ausgangsposition zurück; es bleibt eine Restspannung im Muskel. Um diese aufzulösen und die Muskulatur wieder lang und schlank zu dehnen, sollten Sie nach dem Workout Stretching machen. Gerade die Bauchmuskeln sollten gedehnt werden; das zieht die Muskeln wieder in die richtige Form und garantiert eine aufrechte Haltung.

Softstretch

- Legen Sie sich auf den Rücken. Strecken Sie die Beine und die Arme aus und dehnen Sie sich lang. 1 Dehnung halten, langsam wieder lösen.

Twiststretch

- Nehmen Sie die Rückenlage ein. Die Füße flach auf den Boden stellen, die Knie geschlossen halten. Die Arme weit seitlich ausstrecken, Schultern und Handflächen liegen flach auf dem Boden.
- Lassen Sie die Knie langsam nach links kippen und drehen Sie dann den Kopf vorsichtig nach rechts. Versuchen Sie, beide Schultern weiterhin auf dem Boden zu halten. 2 Die Dehnung langsam lösen und die Übung zur anderen Seite wiederholen.

1 30 Sekunden

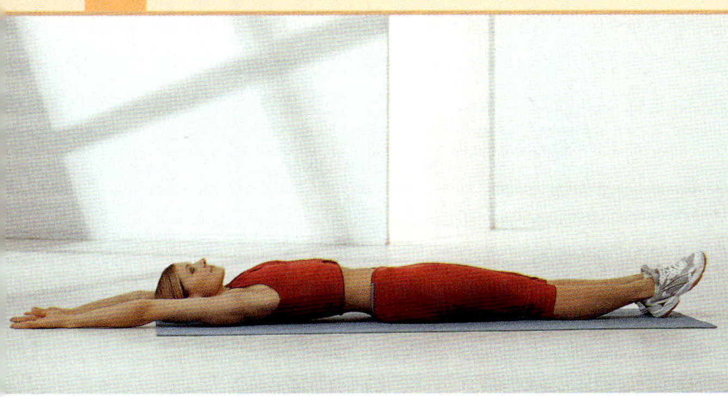

2 30 Sekunden je Seite

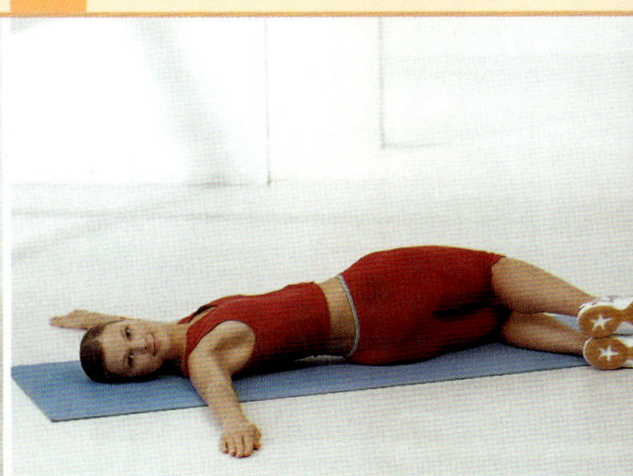

Liftstretch

- Legen Sie sich auf den Bauch. Die Hände neben dem Körper aufstellen, die Fingerspitzen zeigen nach vorn.
- Die Rückenmuskeln anspannen, den Oberkörper leicht anheben, die Bewegung mit dem Druck der Hände verstärken. Den Kopf leicht in den Nacken nehmen, die Arme gebeugt lassen. 3 Langsam lösen.

Backstretch

- Knien Sie sich hin, stellen Sie die Fußspitzen auf und greifen Sie mit den Händen die Fersen. Die Fingerspitzen an die Fußsohlen legen, das Becken langsam und kontrolliert nach vorn schieben.
- Legen Sie gleichzeitig den Kopf in den Nacken und öffnen Sie dabei leicht den Mund. 4 Langsam lösen.

Seitstretch

- Stellen Sie sich aufrecht hin, kreuzen Sie dann das rechte vor dem linken Bein. Den Bauch leicht anspannen, die Hände verschränken und die Arme nach oben ausstrecken. Die Hüften stabilisieren und den Oberkörper langsam nach links kippen lassen, bis ein angenehmer Zug in der rechten Seite zu spüren ist. 5 Lösen und zur anderen Seite wiederholen.

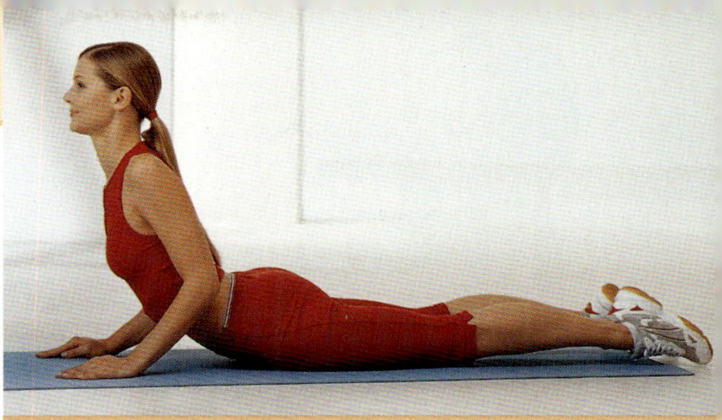

3 **30 Sekunden**

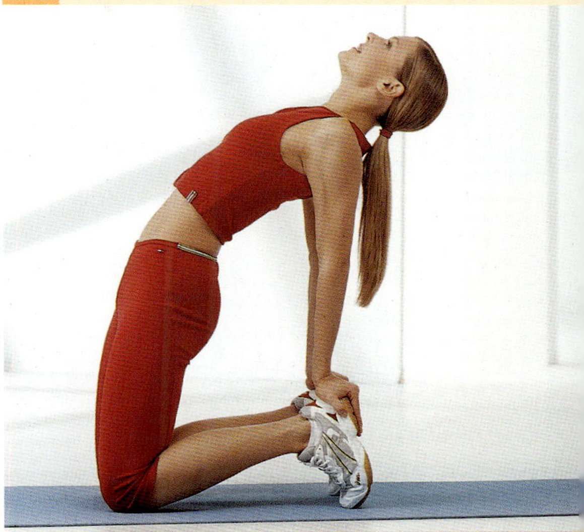

4 **30 Sekunden**

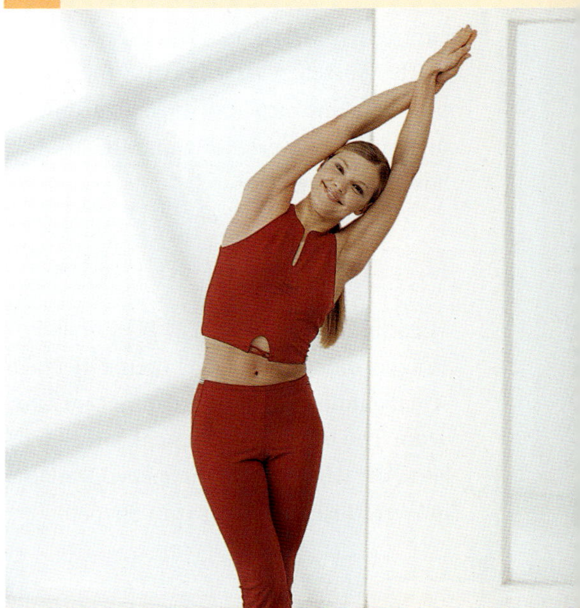

5 **30 Sekunden je Seite**

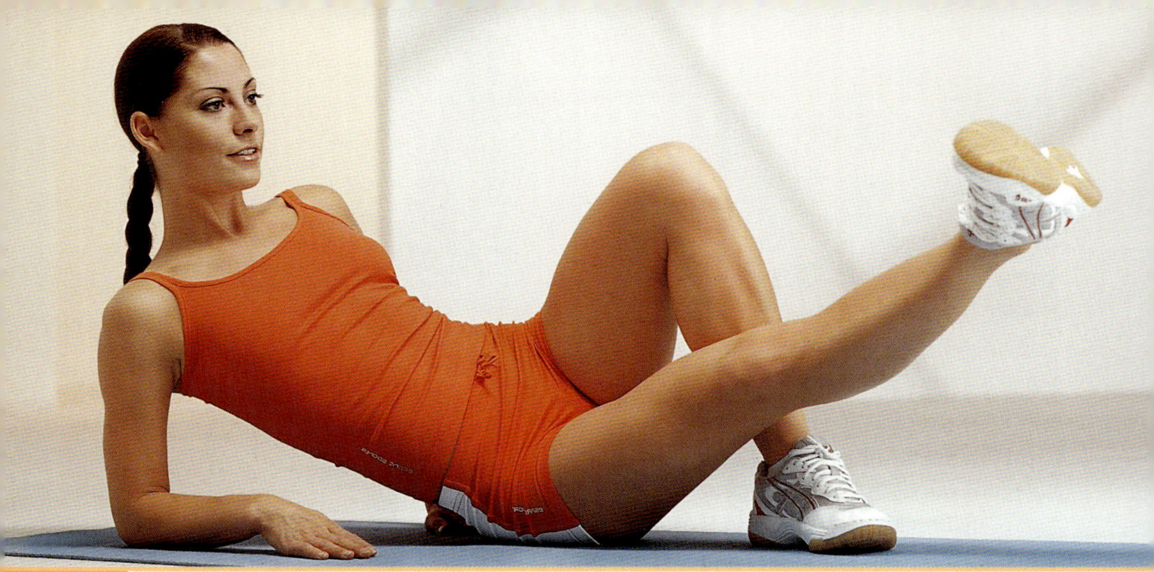

Straffe Beine

Mit den folgenden Übungen können Sie Oberschenkeln und Waden ein trainiertes, schönes und proportioniertes Aussehen verschaffen – und effektiv gegen eine birnenförmige Figur mit unschöner Fettverteilung und Reiterhosen vorgehen.

Muskelpower mal zwei

Vorn sind es vier, hinten zwei Muskelstränge, die zusammengehören: Oberschenkelmuskeln arbeiten immer im Team. Die hintere Oberschenkelmuskulatur, der *Musculus biceps femoris,* verläuft in zwei Muskelsträngen vom Sitzbeinhöcker und dem Oberschenkelknochen nach unten und setzt gemeinsam am Kopf des Wadenbeins unterhalb des Kniegelenks an. Ein Teil davon ist für das Anziehen des Unterschenkels und für die Auswärtsdrehung des Oberschenkels zuständig, der andere für die Auswärtsdrehung der Hüften. Der *Biceps femoris* kann außerdem das Kniegelenk beugen und den Unterschenkel im gebeugten Zustand nach außen drehen. Unterstützt wird die Auswärtsdrehung von der Gesäßmuskulatur. Beim Anziehen des Unterschenkels hilft außerdem der *Musculus semitendinosus,* der Innenschenkel. Für die Streckbewegungen ist der *Muscu-*

lus quadriceps femoris, der vordere Oberschenkel, zuständig. Drei seiner vier Muskelstränge entspringen am Oberschenkelknochen und strecken das Knie. Nur ein Teil ist am Becken angewachsen und so in der Lage, das Hüftgelenk zu beugen. Zusammen mit der Gesäßmuskulatur ist der *Musculus quadriceps femoris* auch für die Drehbewegungen des Beins in alle Richtungen zuständig.

Die Wadenmuskulatur, der *Musculus gastrocnemius,* entspringt in zwei Muskelköpfen am Kniegelenk und zieht sich bis zur Ferse hinunter. Zusammen mit der vorderen Schienbeinmuskulatur, *Musculus tibialis,* ist die Wadenmuskulatur für das Anziehen und Strecken des Fußes verantwortlich.

Damit das Bein angehoben werden kann, gibt es den Hüftbeuger – ebenfalls im Doppelpack. Ein Muskelteil, der *Musculus iliopsoas,* verbindet Beckeninnenseite und Oberschenkelinnenseite und arbeitet eng vernetzt mit der Bauchmuskulatur zusammen. Der andere Teil, der *Musculus tensor fasciae latae,* ist für die Beugung der Hüfte und das Anheben des Knies zuständig. Er verläuft von der Beckenvorderseite bis zum Oberschenkel. Sie sehen, man kann die einzelnen Muskelpartien kaum isoliert betrachten. Deshalb gilt grundsätzlich für jedes Bauch-Beine-Po-Workout: Sie trainieren nie eine Muskelpartie allein. Immer ist auch ein Teil der übrigen Muskulatur integriert.

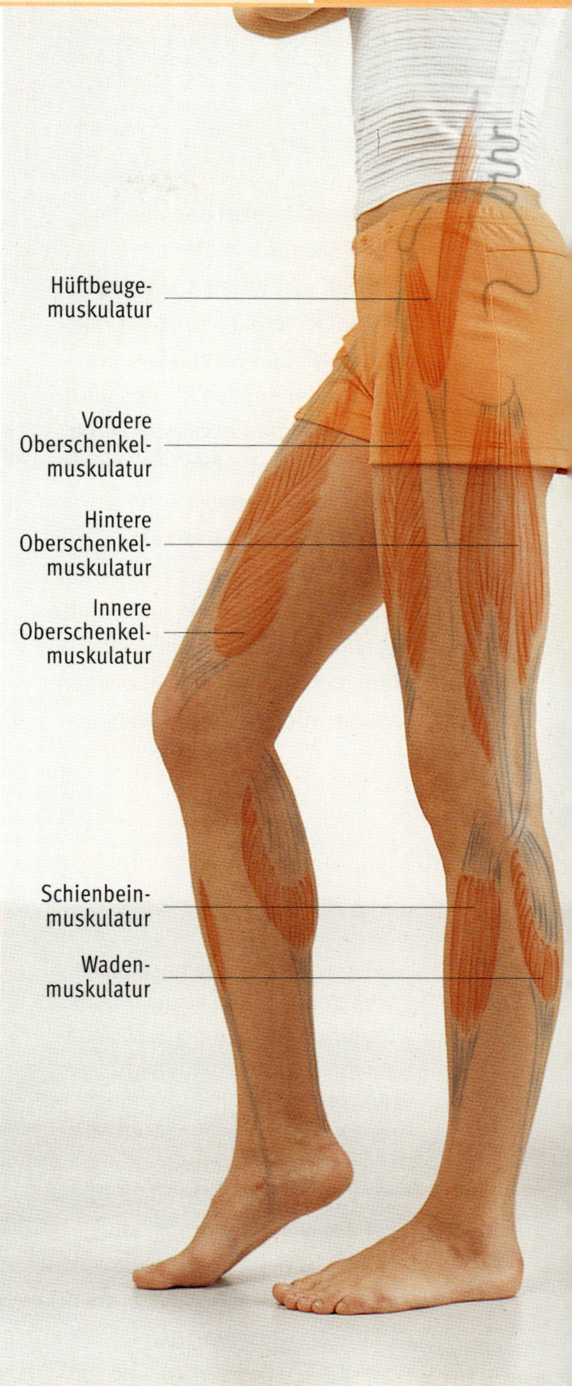

Die wichtigsten Muskeln an Vorder- und Rückseite von Oberschenkel und Unterschenkel.

Powerschritt

Für die Oberschenkel und den Po.

- Stehen Sie aufrecht. Nehmen Sie die Hände an die Hüften und halten Sie den Kopf in Verlängerung der Halswirbelsäule. Die Wirbelsäule auseinander ziehen, den Rücken aufrichten. Bauch- und Rückenspannung aufbauen und mit dem rechten Bein einen großen Ausfallschritt nach vorn machen. Achten Sie darauf, dass Sie den Oberkörper gerade halten und der Körperschwerpunkt in der Mitte liegt. Die linke Ferse vom Boden lösen, das linke Bein leicht beugen. Auch das vordere Knie ist minimal gebeugt. Die Zehenspitzen beider Füße zeigen nach vorn. 1
- **Level 1:** Beugen Sie das rechte Knie stärker, lassen Sie das Körpergewicht sinken, aber verlagern Sie es nicht. Das rechte Knie sollte senkrecht über dem Mittelfuß stehen. Den Oberkörper weiterhin aufrecht halten. 2 Bein- und Pospannung erhöhen, den Oberkörper langsam wieder nach oben drücken.
- **Level 2:** Führen Sie die Übung durch wie auf Level 1, stellen Sie aber zur Intensivierung der Übung eine kleine Bank oder einen Step unter den vorderen Fuß. Rechtes Knie nur so weit beugen, bis Ober- und Unterschenkel einen 90-Grad-Winkel bilden. 3
- **Level 3:** Noch mehr Intensität erreichen Sie durch den Einsatz von Gewichten: Stellen Sie eine kleine Bank oder einen Step unter den vorderen Fuß wie bei Level 2, nehmen Sie diesmal Hanteln in die Hände und lassen Sie diese während der gesamten Übung locker herunterhängen. 4

INFO

ZUWACHS FÜR DIE MUCKIS

Die richtige Wahl des Levels entscheidet über den Erfolg Ihres Trainings. Nur wenn Sie die Muskulatur bis zur Ermüdung trainieren, setzen Sie einen Trainingsreiz, auf den der Körper mit Muskelzuwachs reagiert. Doch erst auf Level 3, wenn Sie alle Übungen mit der angegebenen Wiederholungszahl schaffen, sollten Sie die Anzahl zusätzlich erhöhen.

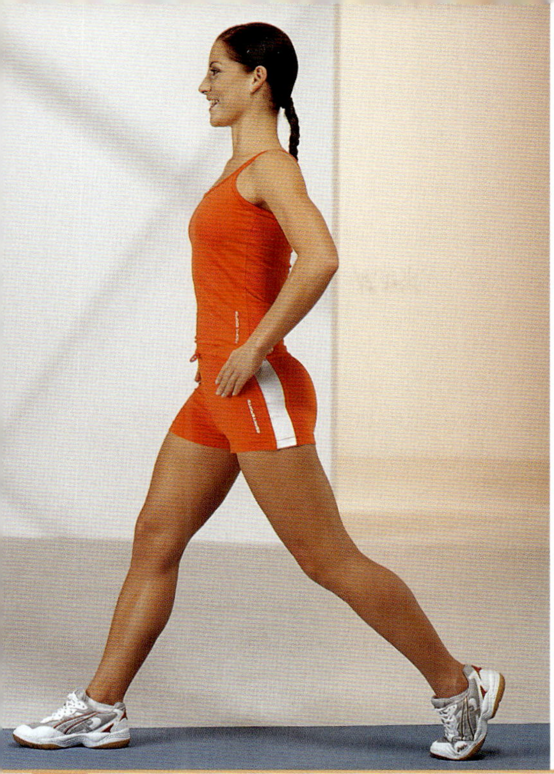

1

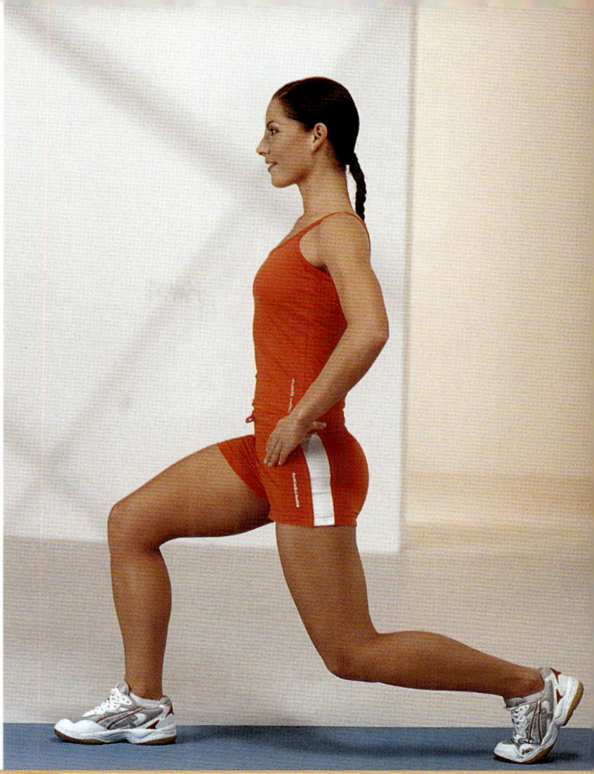

2 20- bis 25-mal je Seite

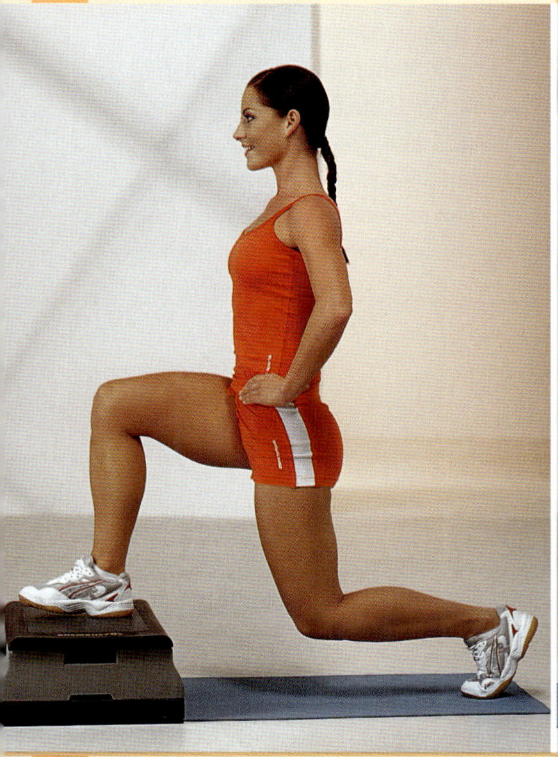

3 20- bis 25-mal je Seite

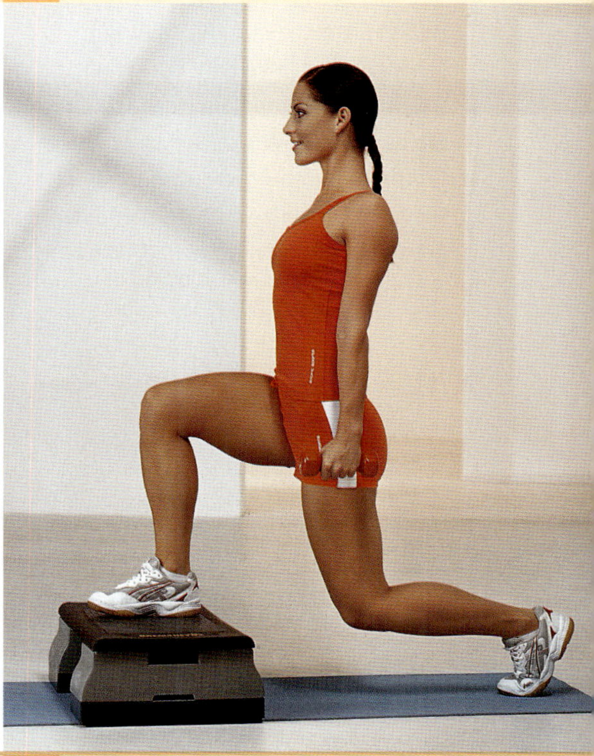

4 20- bis 25-mal je Seite

Beinpush

Strafft und formt die Außenseiten der Oberschenkel.

- Legen Sie sich auf die rechte Seite. Die Knie nach vorn ziehen, bis der Winkel zwischen Oberschenkeln und Rumpf sowie der Winkel zwischen Oberschenkeln und Waden 90 Grad beträgt. Mit der rechten Hand den Kopf abstützen, die linke Hand vor dem Körper locker aufstellen. Bauch- und Rückenmuskulatur leicht anspannen und den Rücken gerade halten. Den Nabel nach innen und zu den Rippen hochziehen.
- **Level 1:** Spannen Sie die Muskulatur des linken Oberschenkels leicht an. Heben Sie aus der Kraft des Außenschenkels das linke Bein ein kleines Stück vom rechten Bein weg. Achten Sie darauf, den Winkel von Ober- zu Unterschenkel dabei nicht zu verändern! Die linke Fußspitze zeigt während der gesamten Übung nach vorn. Den Oberkörper stabilisieren, die Spannung im linken Außenschenkelbereich verstärken und das linke Bein so weit anheben, wie es ohne Kippung der Hüfte möglich ist. Den Oberkörper und das rechte Bein stabil halten. 1
- **Level 2:** Heben Sie das linke Bein ein kleines Stück an wie auf Level 1. Dann das Bein ausstrecken, bis Oberkörper und Bein eine Linie bilden. Stellen Sie sich vor, Ihr Körper wäre zwischen zwei Wänden eingeklemmt; Schultern, Hüfte und Fußgelenk befinden sich auf einer Linie. Die linke Fußspitze zeigt während der gesamten Übung nach vorn. Langsam das linke Bein so weit anheben, wie es ohne Hüftkippung möglich ist. 2 Langsam wieder absenken.
- **Level 3:** Heben Sie das linke Bein etwas an. Dann das Bein nach vorn ausstrecken, Fußspitzen anziehen. Heben Sie das Bein kontrolliert an, so weit es ohne Hüftbewegung möglich ist. 3 Langsam wieder senken.

INFO

ZUERST KRAFT- ODER CARDIOTRAINING?

Wenn Sie Kräftigung und Ausdauer nebeneinander trainieren möchten, sollten Sie das Kräftigungsprogramm vorziehen. Der Vorteil: Bei der Kräftigung steigt der Puls schon mal an, Ihr Stoffwechsel kommt in Schwung. So verkürzt sich beim Cardiotraining die Phase, in der Ihr Fettverbrennungsmotor anläuft, und die Kalorien gehen schneller über Bord.

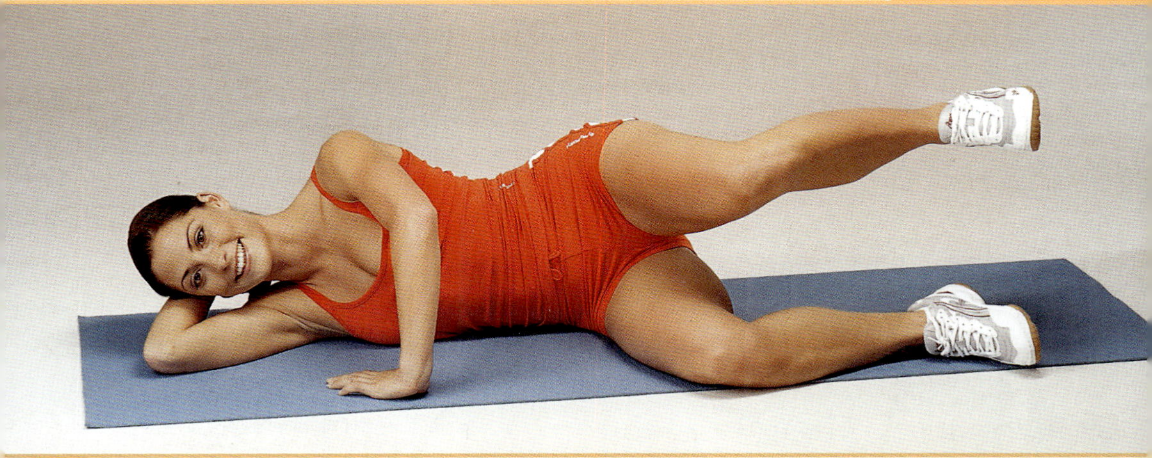

1 25- bis 30-mal je Seite

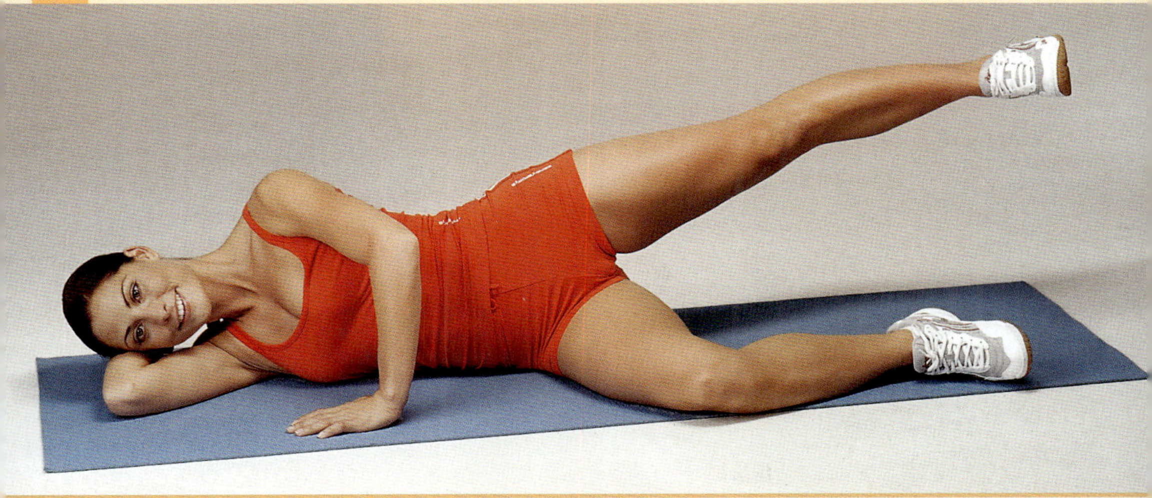

2 25- bis 30-mal je Seite

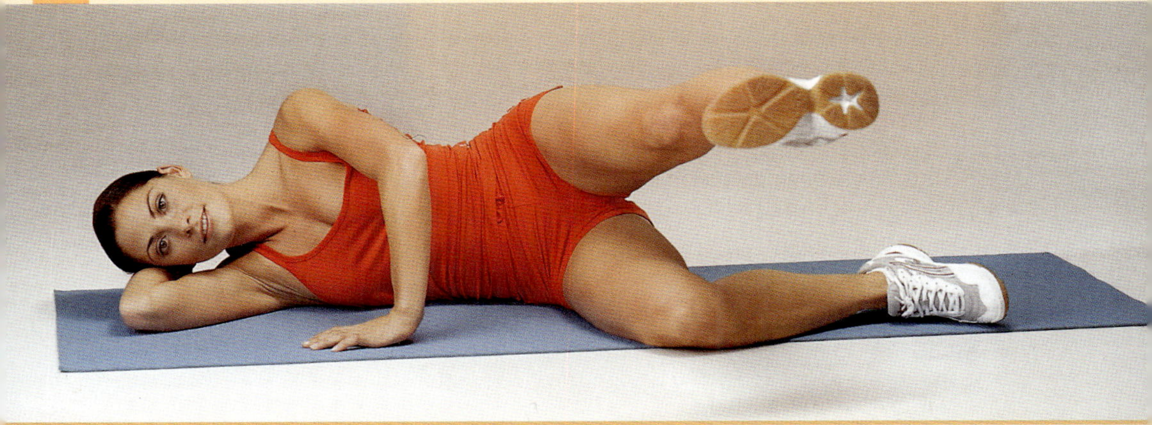

3 25- bis 30-mal je Seite

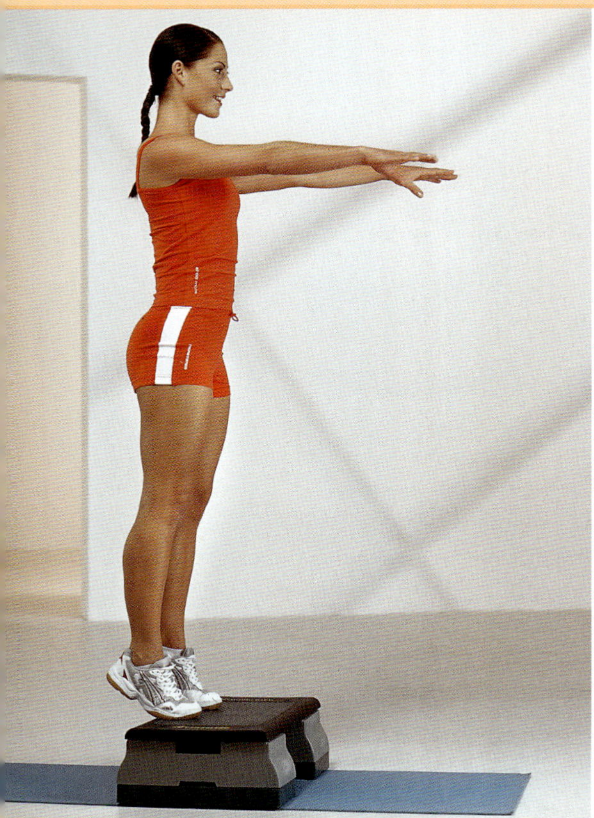

1 **20- bis 25-mal**

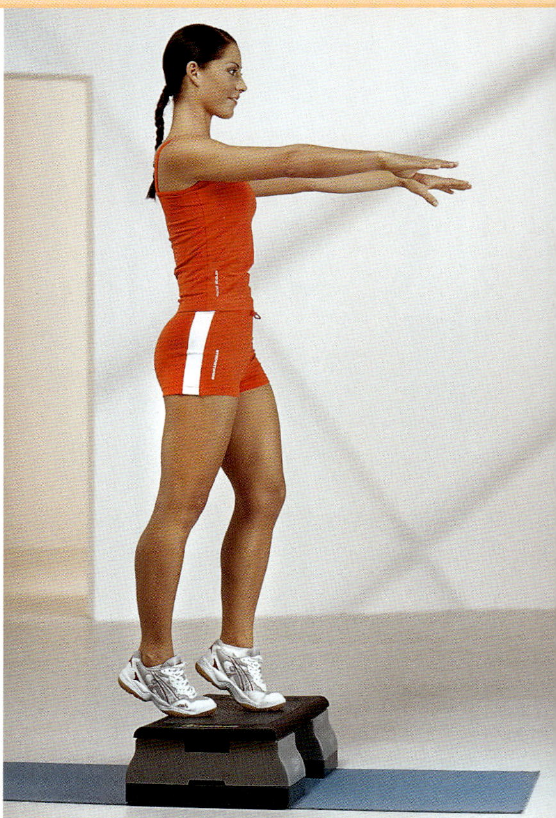

2 **20- bis 25-mal je Seite**

Wadenlift

Kräftigt die Wadenmuskulatur.

- Stellen Sie sich eine niedrige Bank oder einen Step bereit. Alternativ können Sie die Übung auch an einer Treppe machen. Stellen Sie sich zunächst auf den Step. Körperspannung aufbauen, den Kopf gerade halten und die Bauch- und Rückenmuskulatur leicht anspannen. Die Arme locker neben dem Körper hängen lassen. Stellen Sie sich dann so auf die Stufe, dass nur Fußballen und Zehen aufliegen. Der Abstand zwischen den Füßen sollte etwa eine Fußbreite betragen. Die Knie minimal gebeugt halten und den Körper ausbalancieren.
- **Level 1:** Lassen Sie die Fersen jetzt ganz bewusst nach unten sinken, die Arme zum Ausbalancieren vor den Körper halten. Dann langsam und kontrolliert aus den Waden heraus den

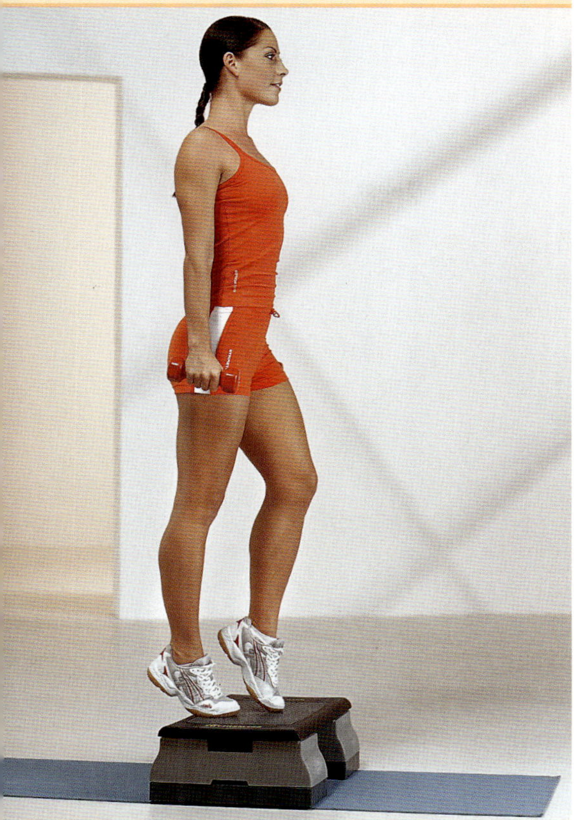

3 **20- bis 25-mal je Seite**

MACHEN WADENLIFTS DICKE UNTERSCHENKEL?

INFO

Wenn Sie die angegebene Anzahl an Wiederholungen machen, formen Sie die Beine, ohne sich Muskelpakete zu züchten. Übermäßig stramme Waden bekommen Sie nur, wenn Sie die Bewegung allein, also nicht in ein Workout verpackt, und zu häufig trainieren. Kräftigen Sie die Waden dagegen ein- bis zweimal wöchentlich mit dem Wadenlift, brauchen Sie keine Sorge zu haben. Voraussetzung ist die korrekte Ausführung der Übung. Durch das Absenken der Ferse dehnen Sie die Waden bei jeder Wiederholung; wippen Sie dagegen nur, ohne den vollen Bewegungsumfang zu nutzen, pumpen Sie die Waden regelrecht auf.

Körper nach oben drücken, bis Sie auf den Fußspitzen stehen. 1 Anschließend die Fersen langsam wieder sinken lassen.

> **Level 2:** Verlagern Sie das Gewicht auf das rechte Bein. Den linken Fuß zum Ausbalancieren ganz auf den Step stellen. Versuchen Sie dann, das Gewicht nochmals bewusst auf das rechte Bein zu verlagern, indem Sie die linke Ferse anheben. Das gesamte Körpergewicht ruht nun auf dem rechten Bein. Drücken Sie sich aus der rechten Wade heraus langsam nach oben. 2 Wieder absenken.

> **Level 3:** Machen Sie die Übung wie auf Level 2, nehmen Sie aber Gewichte zu Hilfe. Hanteln in die Hände nehmen und die Arme locker hängen lassen. Wieder das Gewicht auf den rechten Fuß verlagern, die linke Ferse anheben und die rechte Ferse absenken. Langsam hochdrücken. 3 Absenken und wiederholen.

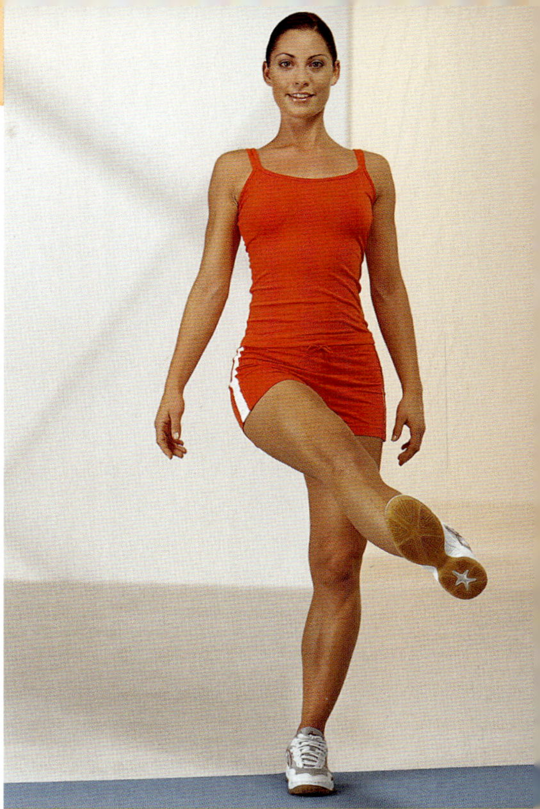

1 25- bis 30-mal je Seite

Schenkelcrunch

Strafft und formt die Innenseiten der Oberschenkel.

- Stellen Sie sich aufrecht hin. Strecken Sie die Wirbelsäule und richten Sie den Rücken auf. Den Kopf in Verlängerung der Wirbelsäule halten, die Bauchmuskeln leicht anspannen, den Nabel nach innen und oben ziehen. Die Arme neben dem Körper ausstrecken.
- **Level 1:** Verlagern Sie das Gewicht auf das linke Bein, die Arme locker hängen lassen. Die Knie minimal gebeugt halten. Das rechte Bein nach vorn ausstrecken, das Knie dabei durchdrücken. Die Zehenspitzen nach rechts kippen lassen und heranziehen, die rechte Ferse zeigt zum Boden. Stellen Sie sich vor, Sie würden mit der Innenkante des rechten Fußes in Zeitlupe einen Ball wegkicken, und heben Sie das rechte Bein langsam diagonal nach links oben an, so weit es geht. 1 Kurz halten, dann wieder lösen.
- **Level 2:** Verwenden Sie zur Steigerung der Intensität ein Tube oder Theraband. Binden Sie es mit einem Knoten so zusammen, dass ein Ring entsteht. Steigen Sie in das Band hinein und befestigen Sie es so zwischen den Fußgelenken, dass es leicht unter Spannung steht. Das Körpergewicht auf das linke Bein verlagern, die Knie minimal gebeugt halten. Das rechte Bein nach vorn ausstrecken und aus dem Hüftgelenk heraus nach rechts drehen. Die rechte Fußspitze anziehen und nach rechts kippen lassen. Schieben Sie jetzt mit der rechten Fußinnenkante gegen den Widerstand des Tubes einen imaginären Ball diagonal nach links oben. 2 Langsam wieder lösen.
- **Level 3:** Um auch die stabilisierenden Muskeln des Rumpfes zu fordern und den Innenschenkel intensiver zu trainieren, stellen Sie sich nun auf Ihre zusammengerollte Gymnastikmatte oder auf ein Balance Pad. Legen Sie wieder das Band um die Fußgelenke

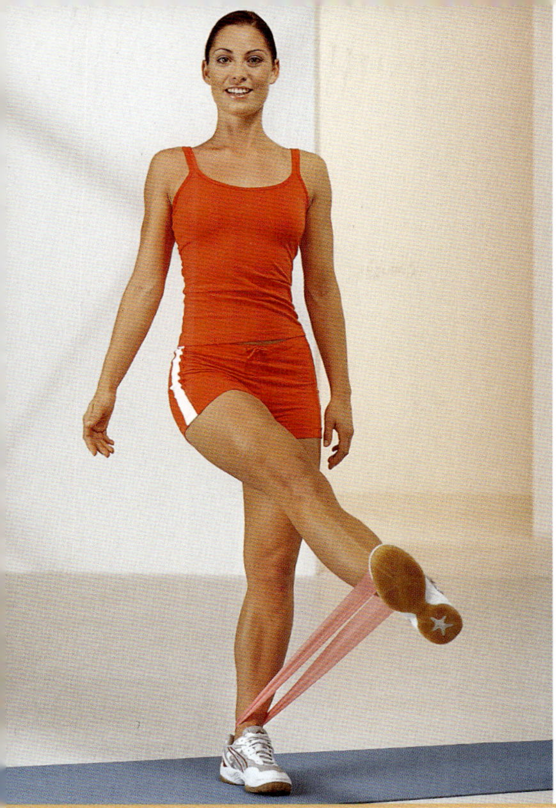

2 25- bis 30-mal je Seite

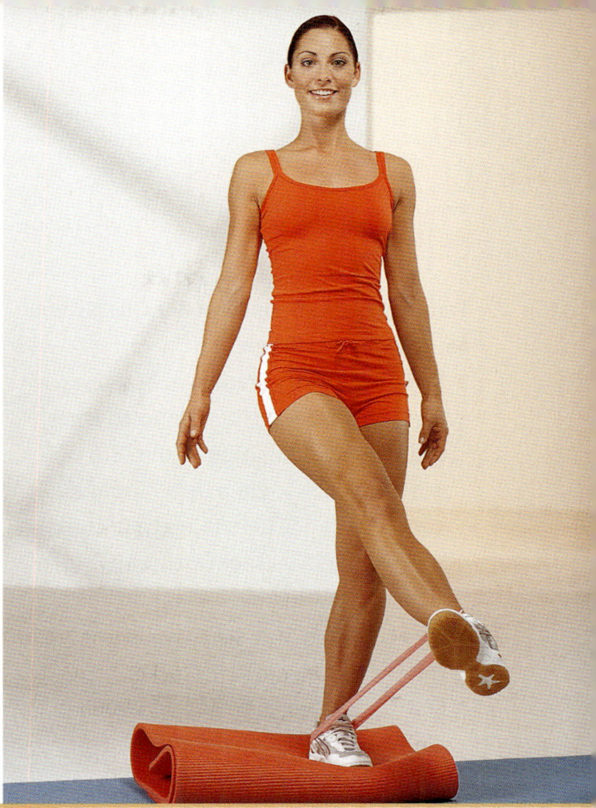

3 25- bis 30-mal je Seite

und führen Sie die Übung wie bei Level 2 beschrieben durch. Achten Sie besonders darauf, den Rücken aufrecht und die Hüfte stabil zu halten und nicht zu sehr zu wackeln. Balancieren Sie ein Ungleichgewicht mit den Armen aus. **3**

FÜLLIG TROTZ DIÄT?

INFO

Sie machen eine Diät nach der anderen – und trotzdem nehmen Sie nicht ab? Das ist ganz normal, denn der Körper reagiert auf eine Diät wie auf eine Hungersnot: Wenn Sie wenig essen, gibt er kaum noch Energie her, will sparen. Beenden Sie die Diät, regiert der Körper panisch und bunkert für die nächste Notzeit. Sie sitzen in der Jojo-Falle. Aus der kommen Sie nur wieder raus, wenn Sie Ihre Ernährung umstellen! Wichtig ist außerdem für alle, die zum starken Abnehmen am Oberkörper neigen: Trainieren Sie nicht nur die Problemzonen, sondern unbedingt auch den Oberkörper! Muskeln können die Proportionen optimal ausgleichen und verbrauchen mehr Energie als Fettgewebe.

Seitenlift

Trainiert die Außenseiten der Oberschenkel, strafft die Hüften.

- Stellen Sie sich gerade hin. Stützen Sie sich mit der rechten Hand an einer Wand oder Tür ab. Den linken Arm seitlich nach unten neben dem Körper ausstrecken. Den Scheitelpunkt Richtung Himmel, das Steißbein Richtung Boden ziehen. Den Kopf in Verlängerung der Wirbelsäule halten und den Blick nach vorn richten.
- **Level 1:** Verlagern Sie das Gewicht auf das rechte Bein. Den linken Fuß anheben, dabei den Fuß aber locker lassen, die Zehenspitzen zeigen nach vorn. Dann das linke Bein langsam seitlich abspreizen und anheben, so weit es ohne Aufdrehen der Hüfte möglich ist. 1 Wenn der Maximalpunkt erreicht ist, kurz halten und das Bein geführt wieder absenken, aber nicht mehr abstellen.
- **Level 2:** Verwenden Sie zur Steigerung der Intensität ein Tube oder ein Theraband. Binden Sie es zu einem Ring zusammen und legen Sie den Ring um die Fußgelenke. Aufrichten, den Rücken gerade halten und das Gewicht nach rechts verlagern. Den linken Fuß anheben, die Zehenspitzen anziehen und das Bein langsam seitlich anheben. 2 Achten Sie darauf, dass die Hüften stabil bleiben. Den Maximalpunkt der Bewegung kurz halten und das Bein wieder absenken, aber nicht mehr abstellen. Die nächste Wiederholung anschließen.

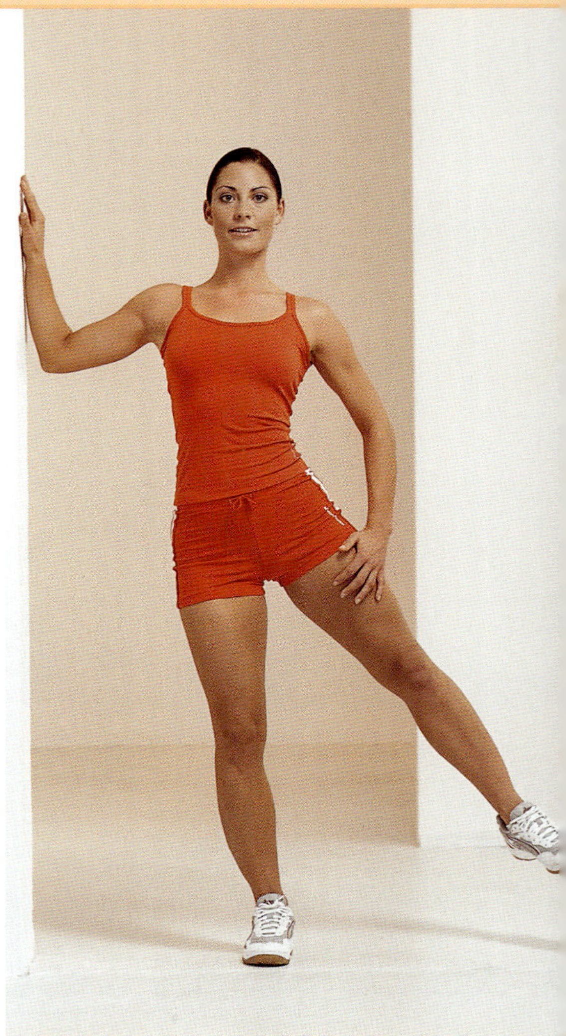

1 20- bis 25-mal je Seite

- **Level 3:** Um die Tiefenmuskulatur zu fordern und die Übung zu intensivieren, können Sie ein Balance Pad oder Ihre zusammengerollte Gymnastikmatte

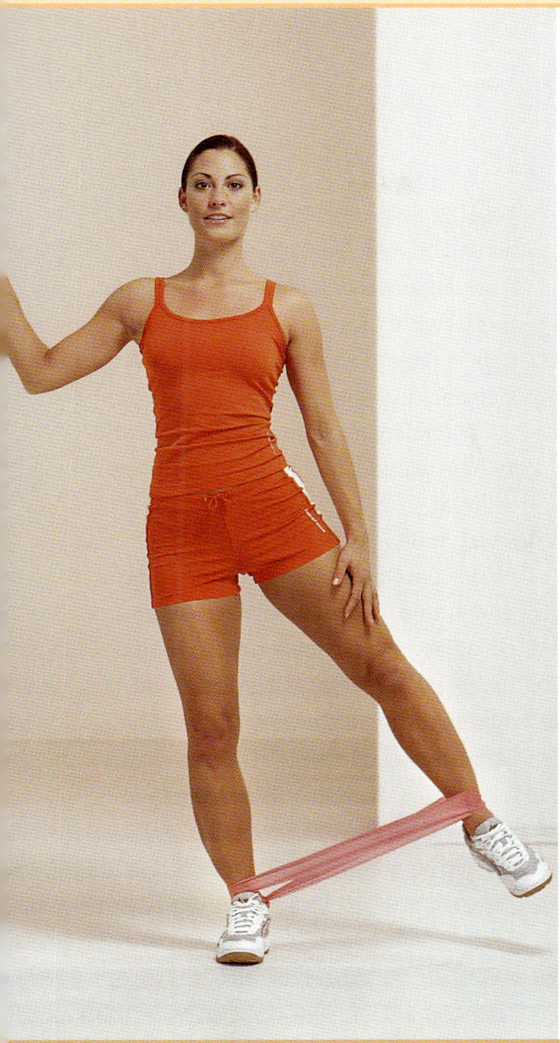

2 20- bis 25-mal je Seite

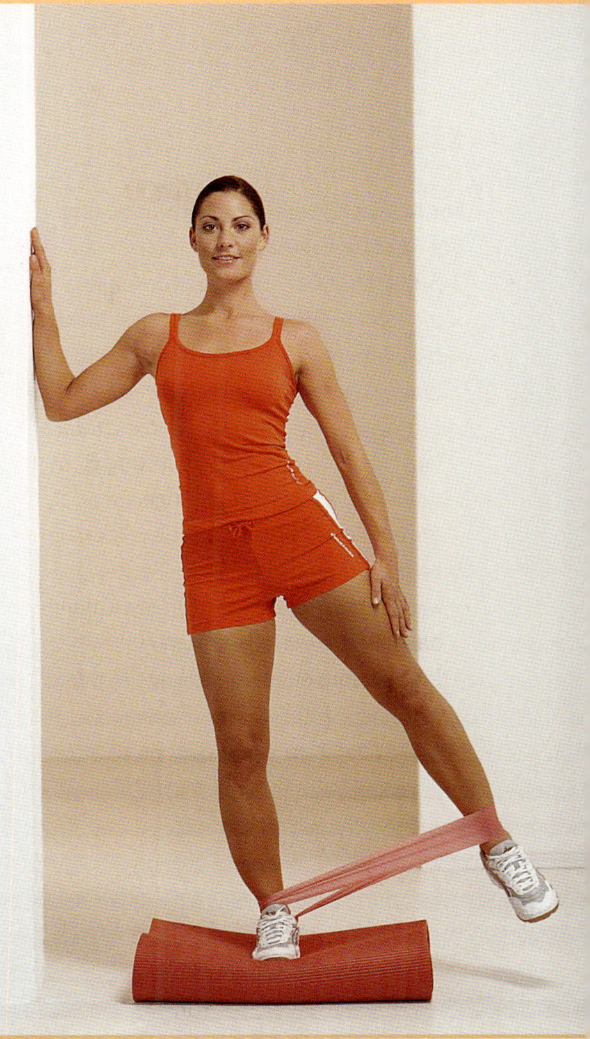

3 20- bis 25-mal je Seite

verwenden. Nachdem Sie den Tube-Ring beziehungsweise das Theraband um die Fußgelenke gelegt haben, stellen Sie sich mit dem rechten Fuß auf die Matte. Gerade stehen, Körperspannung aufbauen, den linken Fuß anheben und die Zehenspitzen anziehen. Wenn Sie das Gleichgewicht gefunden haben, das Bein weiter anheben, ohne die Hüfte zu verdrehen. 3 Kurz halten, wieder lösen, nicht vollständig abstellen. Die nächste Wiederholung anschließen.

Schenkelheber

Formt den hinteren Oberschenkel und die Gesäßmuskulatur.

- Stellen Sie sich mit dem Rücken an eine Wand, lassen Sie die Arme locker hängen und richten Sie die Wirbelsäule an der Wand plan auf. Den Kopf an die Wand legen und einen Schritt nach vorn machen. Der Oberkörper rutscht dabei an der Wand ein Stück nach unten. 1
- **Level 1:** Bauen Sie Spannung im Oberkörper auf und beugen Sie die Knie, bis die Oberschenkel parallel zum Boden sind. Die Knie sollten jetzt senkrecht über den Fußgelenken stehen. 2 Die Position 30 Sekunden lang halten, dann langsam lösen.
- **Level 2:** Spannen Sie den Oberkörper an und beugen Sie die Knie, bis die Oberschenkel parallel zum Boden sind. Das Gewicht langsam auf das rechte Bein verlagern und das linke Knie ein kleines Stück anheben. 3 Die Position 20 Sekunden lang halten, dann das linke Bein wieder abstellen und nach oben drücken.
- **Level 3:** Senken Sie den Oberkörper ab, bis die Oberschenkel parallel zum Boden sind. Das Gewicht nach rechts verlagern und das linke Knie anheben. Das Bein nach vorn ausstrecken und die Zehenspitzen anziehen. Das Bein anheben, bis beide Oberschenkel parallel sind. 4 20 Sekunden lang halten.

INFO

DEHNEN MACHT SCHLANK

- Haben Sie das Gefühl, nach dem Training nicht mehr in Ihre engen Jeans zu passen? Keine Panik! Durch intensives Training kann es passieren, dass sich die Muskeln vorübergehend übermäßig mit Blut füllen. Nach einem ausgiebigen Stretching und einer Erholungsphase gibt sich das von allein wieder. Dehnen hilft der Muskulatur, die übereinander geschobenen Muskelfasern wieder zu ordnen, der Muskel wird lang gedehnt.
- Vor allem bei untrainierten Personen kann es nach einem anstrengenden Workout gelegentlich zu Wassereinlagerungen in den Beinen kommen. Das hat der Körper so eingerichtet, um die Muskulatur schneller wieder auf Vordermann zu bringen und die Regeneration zu beschleunigen. Nach einem halben Tag sind die Beine wieder im Normalzustand. Auch ein Saunabesuch kann Wunder wirken. Überschüssige Flüssigkeit wird beim Saunieren im Handumdrehen aus dem Körper entfernt.
- Dauerhaft gesehen wirkt sich das Training auf jeden Fall günstig aus: Es macht die Beine schlanker und attraktiver.

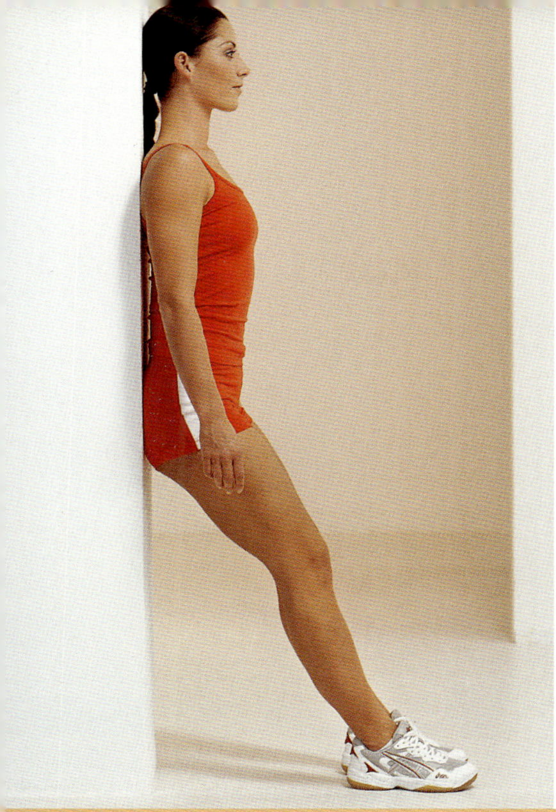

1

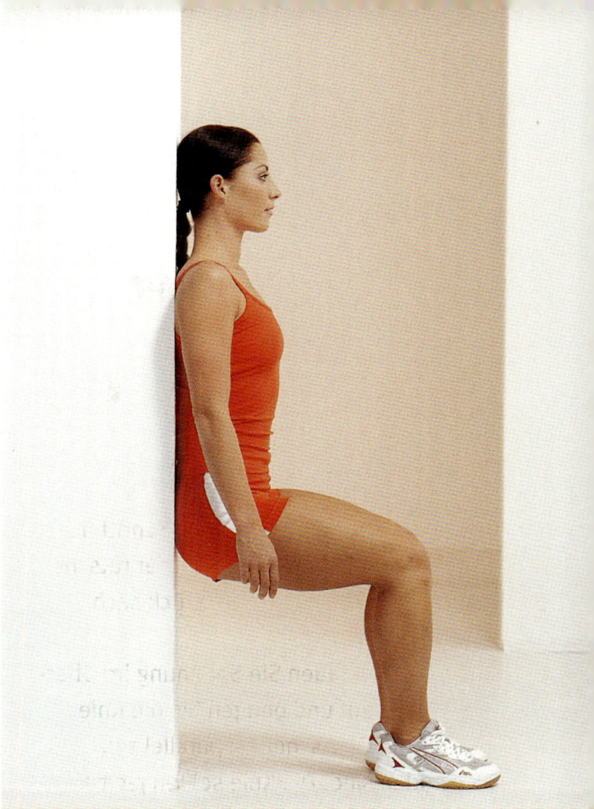

2 2-mal

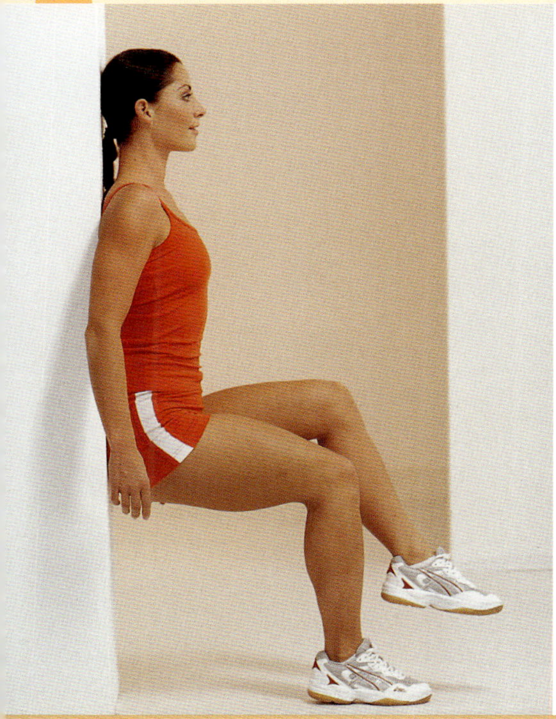

3 2-mal je Seite

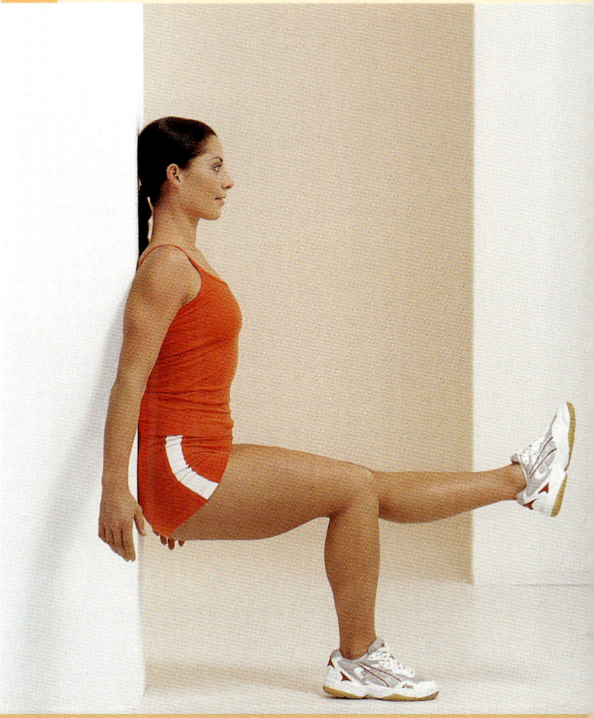

4 2-mal je Seite

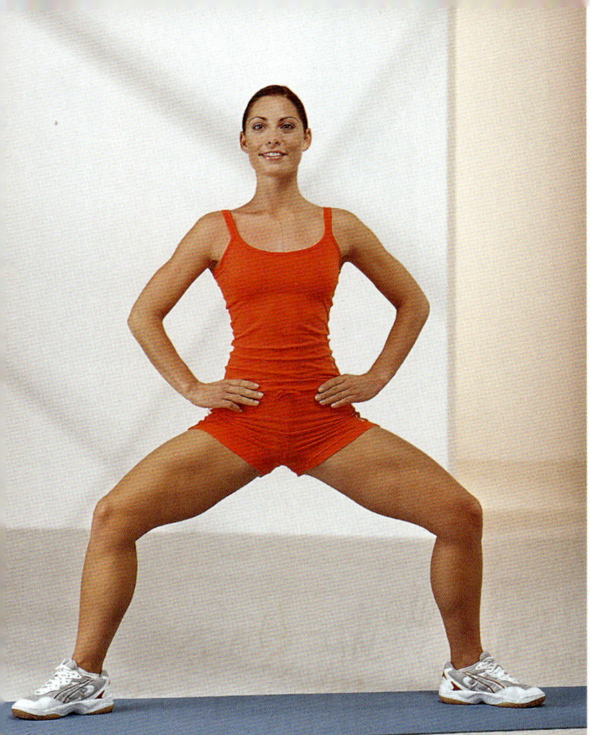

1

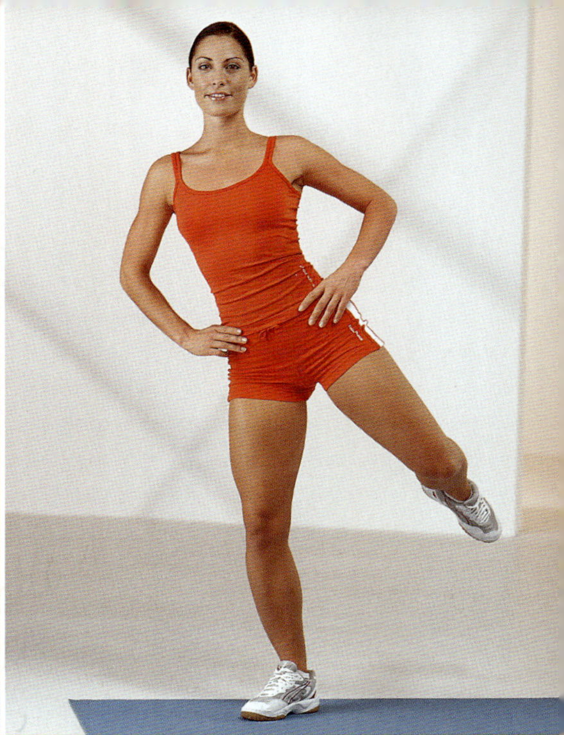

2 **35- bis 40-mal je Seite**

Backkick

Strafft die hinteren Oberschenkel, trainiert auch den Po.

- Öffnen Sie die Beine deutlich mehr als schulterbreit. Kontrollieren Sie die Position wie folgt: Lassen Sie die Arme hängen. Wenn Sie von den Armen aus eine senkrechte Linie zum Boden ziehen, sollten die Füße ein gutes Stück rechts und links davon stehen. Die Knie leicht beugen; sie sollten senkrecht über den Fußgelenken stehen. Fußspitzen und Knie zeigen diagonal nach außen. Den Rücken aufrichten, den Kopf in Verlängerung der Wirbelsäule halten. Die Schulterblätter nach hinten und unten setzen, die Hände an den Hüften abstützen. 1
- **Level 1:** Verlagern Sie das Gewicht auf das rechte Bein und ziehen Sie die linke Ferse Richtung Po, dabei den Oberkörper aufgerichtet minimal nach vorn kippen lassen und das rechte Knie stabil halten. Den linken Oberschenkel fixieren, der Abstand zwischen den Knien bleibt nahezu unverändert. 2 Danach wieder lösen, mit der linken Fußspitze auf den Boden tippen und die nächste Wiederholung anschließen. Machen Sie die Übung auf jeden Fall nicht zu langsam, sondern relativ zügig.

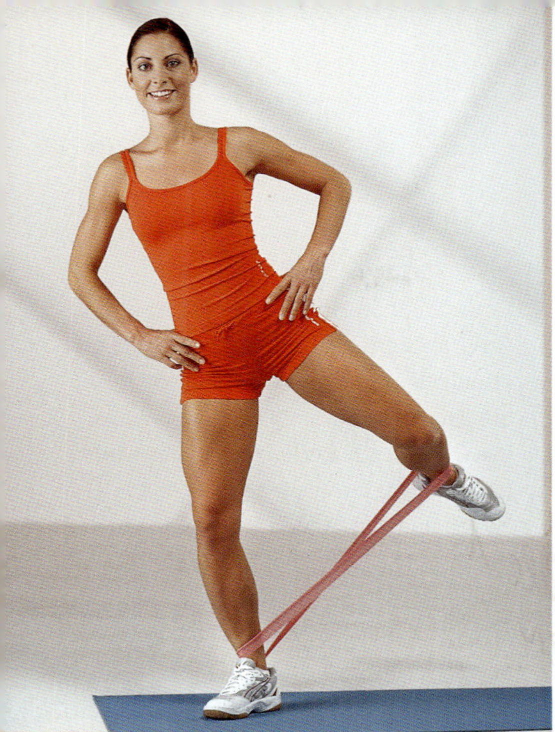

3 35- bis 40-mal je Seite

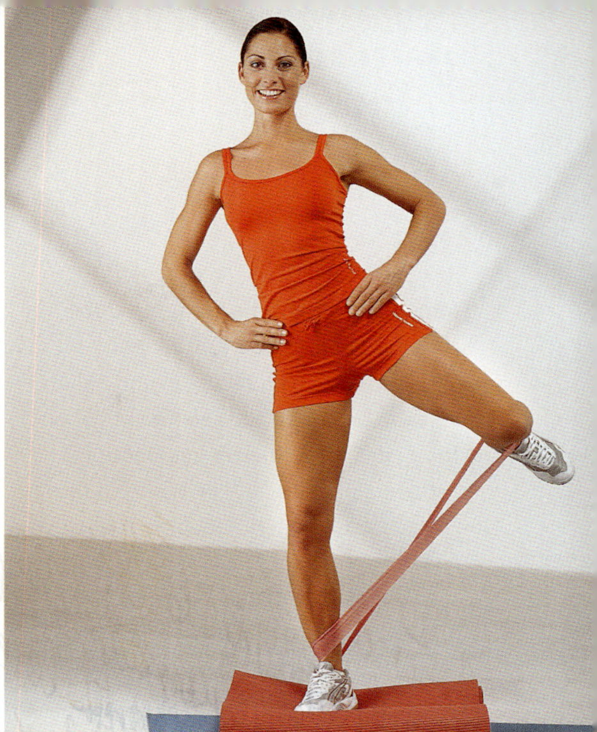

4 35- bis 40-mal je Seite

- **Level 2:** Nehmen Sie zur Steigerung der Intensität ein Tube oder ein Theraband zu Hilfe. Knoten Sie das Band so zusammen, dass ein Ring entsteht. Schlingen Sie den Ring um die Fußgelenke und kommen Sie wie in der Ausgangsposition in eine weite Grätsche. Die Hände seitlich an der Taille abstützen und das Gewicht auf das rechte Bein verlagern. Das linke Knie beugen und die Ferse Richtung Po ziehen, der Oberschenkel bewegt sich nicht. 3 Halten Sie den Abstand zwischen beiden Knien während der gesamten Übung gleich groß! Die Knie wieder strecken, mit der linken Fußspitze auf den Boden tippen, die nächste Wiederholung anschließen.
- **Level 3:** Stellen Sie sich mit dem rechten Fuß auf Ihre zusammengerollte Gymnastikmatte oder ein Balance Pad. Das trainiert die stabilisierende Rumpfmuskulatur mit und erhöht die Intensität des Trainings der Beinmuskulatur. Die Beine mit dem Tube um die Knöchel weit grätschen. Die Hände an den Hüften abstützen, den Rücken strecken und die Bauchmuskeln leicht anspannen. Das Gewicht nach rechts verlagern, den Oberkörper minimal nach vorn kippen lassen und die linke Ferse zum Gesäß ziehen. Den Oberschenkel ruhig halten. 4 Das linke Knie wieder strecken, kurz mit dem Fuß auf den Boden tippen.

Beinpower

Formt und trainiert die vorderen Oberschenkel, kräftigt den Hüftbeuger.

- Stellen Sie sich aufrecht hin und halten Sie die Füße geschlossen. Leichte Spannung in Bauch, Rücken und Beckenboden aufbauen und die Wirbelsäule bewusst aufrichten. Die Arme seitlich neben dem Körper ausstrecken. Spreizen Sie die Zehen und verteilen Sie das Gewicht auf drei Punkte des Fußes: das Großzehengrundgelenk, das Kleinzehengrundgelenk und die Ferse. Verlagern Sie dann aus dem stabilen Stand heraus das Gewicht auf das linke Bein, das ganz leicht gebeugt ist. Das rechte Knie anziehen und den rechten Fuß auf Höhe des linken Knies halten. Die Hüften bleiben parallel nebeneinander. 1
- **Level 1:** Bauen Sie Bauchspannung auf. Strecken Sie aus der Grundstellung heraus das rechte Bein langsam nach vorn aus, ohne den linken Oberschenkel abzusenken oder anzuheben. Die Zehenspitzen anziehen und die Hüfte stabil halten. Den Rücken gerade halten, keinesfalls nach hinten kippen. 2 Das Bein langsam wieder anwinkeln.
- **Level 2:** Strecken Sie das rechte Bein nach vorne wie bei Level 1. Heben Sie dann das Bein noch ein kleines Stück an, so weit es ohne Hüftkippung möglich ist. 3 Das Bein langsam wieder absenken, aber nicht mehr anwinkeln.
- **Level 3:** Strecken Sie das rechte Bein erneut nach vorn aus. Die Körperspannung kontrollieren und das linke Knie beugen (es sollte nicht über den Mittelfuß hinausgehen!). Das rechte Bein ein kleines Stück weiter anheben. Den Rücken gerade halten und bei der Tiefbewegung ein winziges Stück aus der Hüfte heraus nach vorn neigen. 4

! WICHTIG

KONTROLLIERT TRAINIEREN

Zu wenig Zeit fürs Training – schon werden die Übungen schlampig! Das ist leicht zu erkennen an der schwungvollen Ausführung der Bewegungen. Achten Sie darauf, die Moves immer ganz bewusst auszuführen und in jeder Phase der Bewegung – der Anspannungs- wie der Entspannungsphase – die Kontrolle zu bewahren. Wer auf dem Höhepunkt der Belastung die Muskulatur einfach locker lässt, trainiert nicht nur uneffektiv, sondern schadet auch seinen Gelenken. Nur geführte Bewegungen sind gesund! Noch effektiver wird Ihr Workout nach neuesten Erkenntnissen, wenn Sie die Muskeln, die Sie trainieren möchten, vorher berühren und während der Übungen in sie hineinspüren. So steigern Sie Konzentration und Qualität der Bewegung.

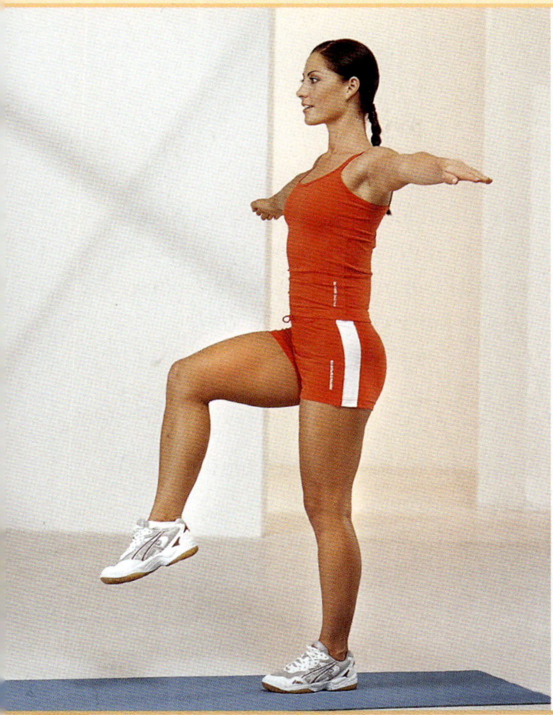

1

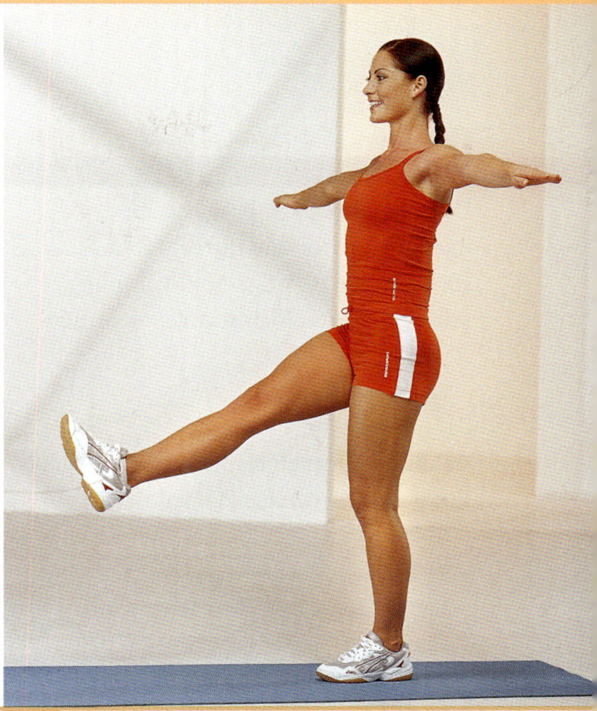

2 15- bis 20-mal je Seite

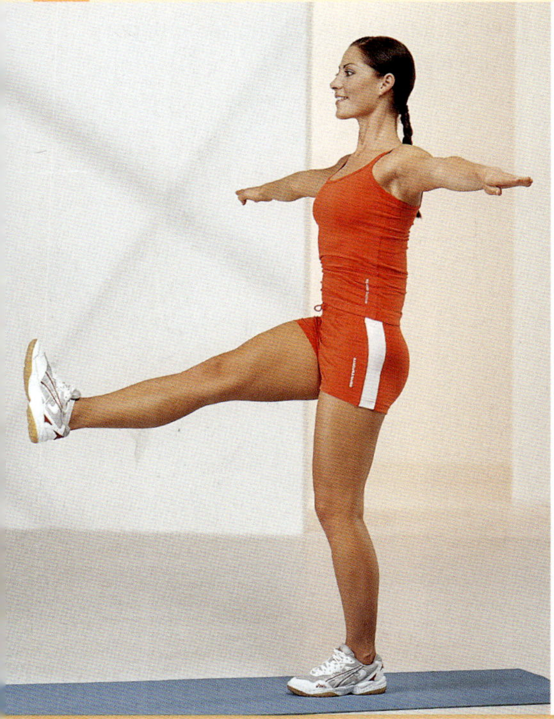

3 15- bis 20-mal je Seite

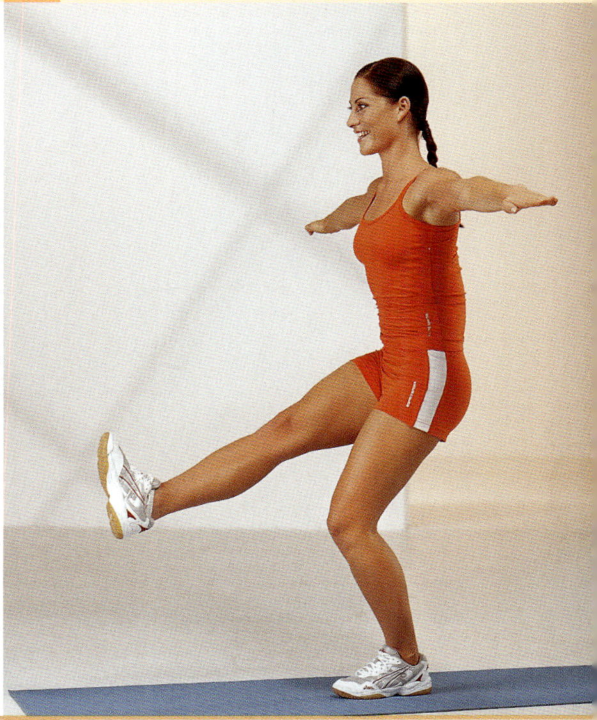

4 15- bis 20-mal je Seite

Dehnen Sie Ihre Beine lang

Die folgenden Dehnübungen sollten Sie nach jedem Workout durchführen. Sie sind genauso wichtig wie das Training selbst. Lassen Sie sich also Zeit dafür und betrachten Sie das Stretching als effektiven Bestandteil des Workouts. Versuchen Sie, jede Dehnung 30 bis 60 Sekunden lang zu halten.

Lange Beine

Dehnt die Kniesehne, die Waden und die Rückseiten der Oberschenkel.

> Setzen Sie sich auf den Boden. Richten Sie den Rücken auf und strecken Sie die Beine gerade nach vorn aus. Die Zehenspitzen anziehen, die Beine geschlossen halten. Mit geradem Rücken den Oberkörper so weit wie möglich aus der Hüfte heraus nach vorn neigen. 1

Geschmeidige Hüften

Dehnt die Hüftbeugemuskulatur und die vorderen Oberschenkel.

> Machen Sie mit dem linken Bein einen großen Ausfallschritt nach vorn. Die Hände neben dem linken Fuß am Boden aufsetzen, das Knie steht senkrecht über dem Fußgelenk. Das rechte Bein durchstrecken und die Hüften ganz bewusst in Richtung Boden drücken. 2 Die Dehnung halten, dann zur anderen Seite wechseln.

1 30 bis 60 Sekunden

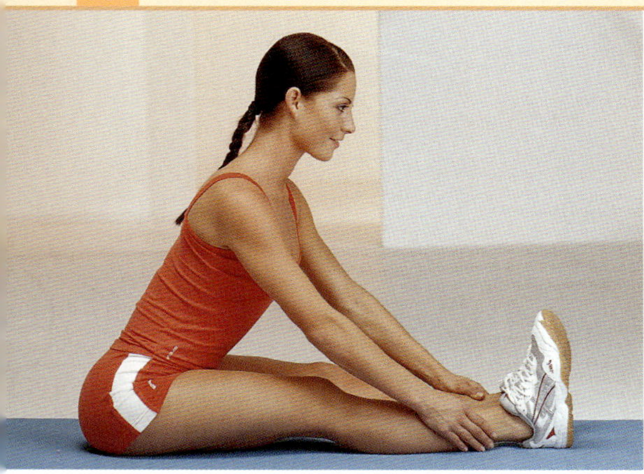

2 30 bis 60 Sekunden je Seite

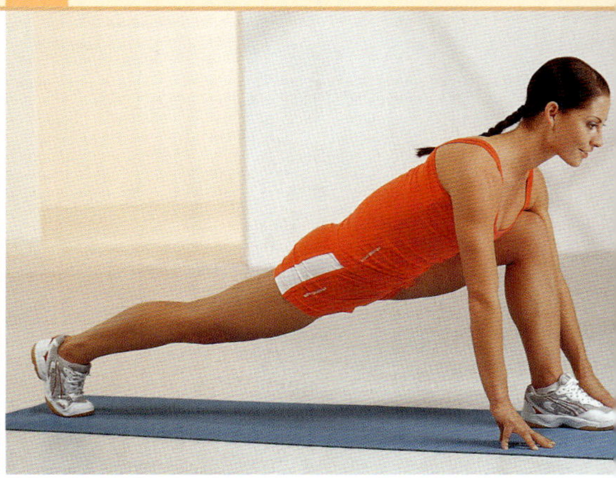

Schöne Schenkel

Dehnt die vordere Oberschenkelmuskulatur und den Hüftbeuger.

> Sie liegen auf dem Bauch und halten die Beine geschlossen. Die linke Hand unter die Stirn legen, mit der rechten Hand das Fußgelenk fassen und zum Po ziehen. Die rechte Hüfthälfte gegen den Boden drücken, bis eine Dehnung im vorderen Oberschenkel zu spüren ist. 3 Zur anderen Seite wechseln.

Straffe Innenschenkel

Dehnt die Innenschenkel und die Hüften.

> Setzen Sie sich aufrecht hin und spannen Sie den Rücken leicht an. Die Fußsohlen aneinander legen, die Knie nach außen kippen lassen. Fassen Sie die Fußgelenke und ziehen Sie die Fersen ganz nahe an den Körper heran. 4

Schlanke Oberschenkel

Dehnt die hinteren Oberschenkel und die Waden.

> Legen Sie sich auf den Rücken und stellen Sie die Füße zunächst flach auf den Boden. Ziehen Sie dann das rechte Bein am Oberschenkel heran und strecken Sie es nach oben durch. Kopf und Becken auf dem Boden liegen lassen. Strecken Sie das linke Bein am Boden aus. Beide Füße sind angewinkelt. 5

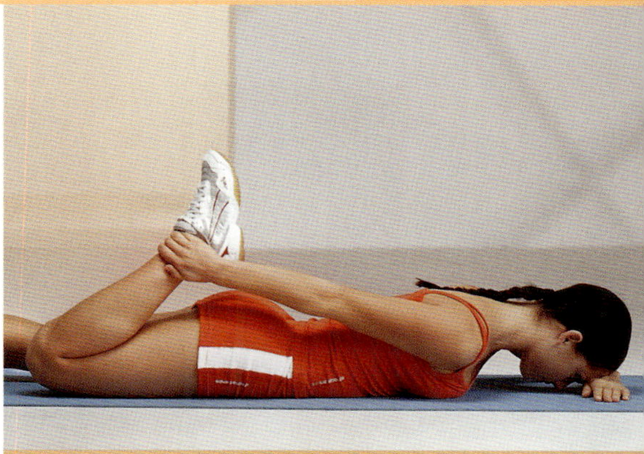

3 30 bis 60 Sekunden je Seite

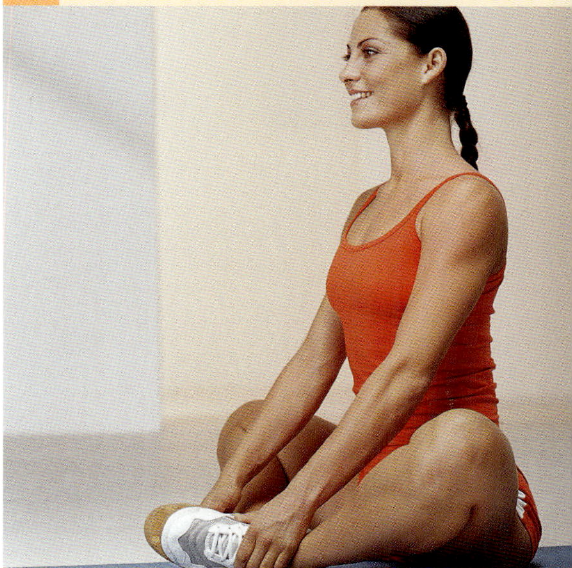

4 30 bis 60 Sekunden

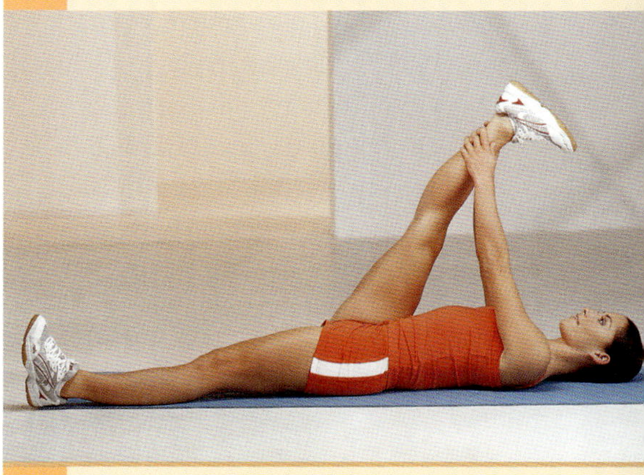

5 30 bis 60 Sekunden je Seite

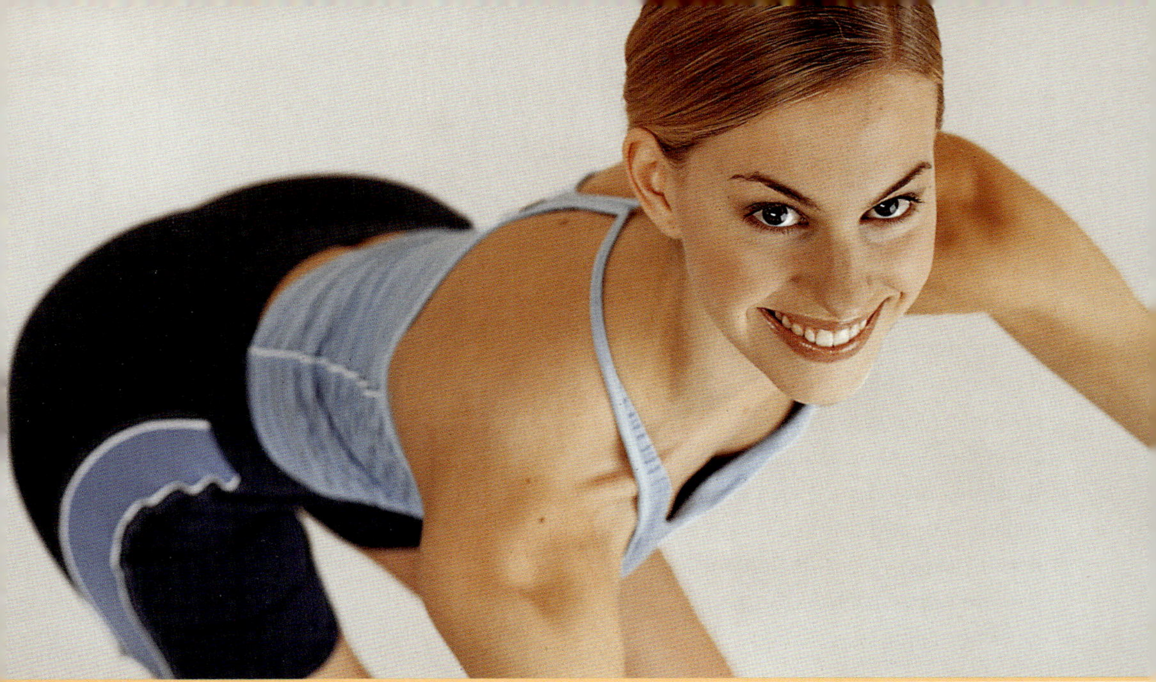

Knackiger Po

Eine straffe, trainierte Kehrseite ist ein echter Blickfang, um nicht zu sagen: der Fokus der weiblichen Silhouette. Leider sieht der Po im untrainierten Zustand alles andere als knackig aus, wirkt eher plattgesessen und schlapp. Dagegen hilft ein regelmäßiges formendes Workout für das hauptsächlich in Erscheinung tretende Muskeltrio, das aus dem großen, mittleren und kleinen Gesäßmuskel besteht, im Fachjargon: *Musculus glutaeus maximus, medius* und *minimus.*

Der größte Part dieser Muskulatur, *Musculus glutaeus maximus,* hat einen breit verlaufenden Ursprung vom Kreuzbein bis zur Beckenschaufel und zieht sich hinüber zum Oberschenkel, mit dem er ebenfalls flächig verbunden ist. Das ist der Teil, der hauptsächlich gemeint ist, wenn man über den Po spricht, er stellt die größte Fläche dar. Der mittlere Anteil der Gesäßmuskulatur, *Musculus glutaeus medius,* zieht sich ein wenig seitlicher vom Beckenkamm zum Oberschenkel hinunter. Er steht in direktem Kontakt mit dem Beckenboden. Nach außen ist dieser Muskel seitlich hinten sichtbar. Ist er untrainiert oder zu stark ausgeprägt, kann sich das als Hüftpolster bemerkbar machen. Der kleine Gesäßmuskel, *Musculus glutaeus minimus,* versteckt sich unter den anderen beiden Muskeln und steht ebenfalls in Kontakt mit dem Beckenboden. Ist er gut trainiert, kann das den großen Pomuskel liften und ihm eine füllige Form geben. Zu starkes Training lässt den kleinen und großen Gesäßmuskel unter Umständen zu sehr in Form kommen; hier hilft gezieltes Stretching.

Die Kehrseite formen

Kennen Sie den lästigen Hüftspeck, der sich gerne links und rechts knapp oberhalb des Pos ansammelt und über die Hüfthosen ragt? Den können Sie loswerden. Kombinieren Sie Ausdauertraining mit den folgenden wirkungsvollen Übungen – und die »Love Handles« verschwinden auf Nimmerwiedersehen. Wichtig ist dabei die aktivierte Beckenbodenmuskulatur; mit ihrer Hilfe können Sie unschönen Dellen an Po und Beinen effektiver entgegenwirken, der Bauch erscheint flacher. Das liegt daran, dass der Beckenboden gewissermaßen wie ein Lifting von innen wirkt. Im trainierten Zustand zieht er den Bauch nach innen und kann auch Po und Oberschenkel deutlich straffer aussehen lassen. Beziehen Sie den Beckenboden daher, wie in den folgenden Anleitungen beschrieben, immer bewusst in Ihre Übungen ein. Trainieren Sie gegen die Speckröllchen an Taille und Hüften stets auch die seitliche und die tief liegende Bauchmuskulatur (ab Seite 50). Das ist eine ideale Ergänzung zum Po-Workout.

› Ein Muskeltrio bildet das, was auch als Po bezeichnet wird.

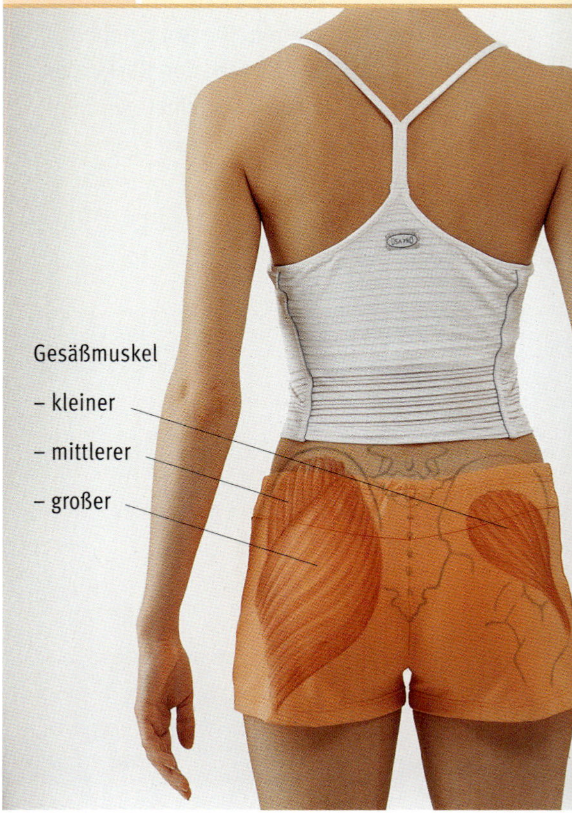

Hiplift

Kräftigt den großen und den kleinen Gesäßmuskel sowie die hinteren Oberschenkel.

- Legen Sie sich auf den Rücken und stellen Sie die Füße flach auf den Boden. Die Füße befinden sich unterhalb der Knie. Den Beckenboden aktivieren: Die Gesäßknochen zueinander ziehen, dann den Beckenboden nach oben ziehen. Den Nabel nach innen sinken lassen und in Richtung Brustkorb hochziehen. Die Arme neben dem Körper ablegen, den Blick nach oben richten und tief einatmen. 1
- **Level 1:** Spannen Sie beim Ausatmen den Po an, aktivieren Sie die Oberschenkel und den Bauch und heben Sie das Becken an, bis Oberkörper und Oberschenkel eine Linie bilden. Die Schultern bleiben auf dem Boden liegen. Den Bauchnabel nach innen sinken lassen, die Arme bleiben entspannt auf dem Boden. Der Winkel zwischen Ober- und Unterschenkeln sollte in der höchsten Position etwa 45 Grad betragen. 2
- **Level 2:** Legen Sie das linke Fußgelenk auf dem rechten Knie ab und lassen das linke Knie zur Seite kippen. Das Becken ausbalancieren und beide Hüf-

1

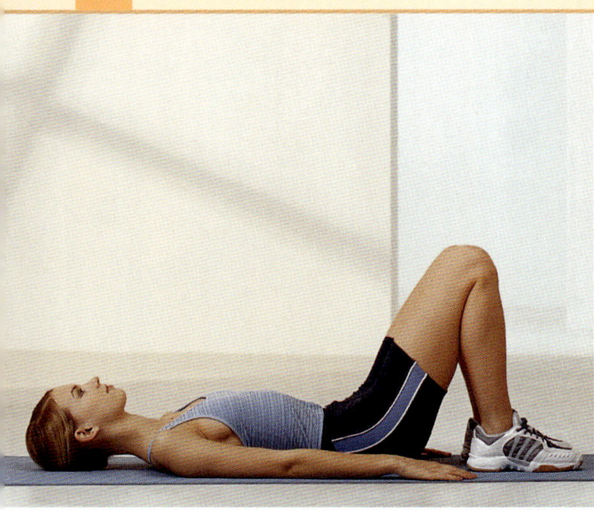

2 25- bis 30-mal

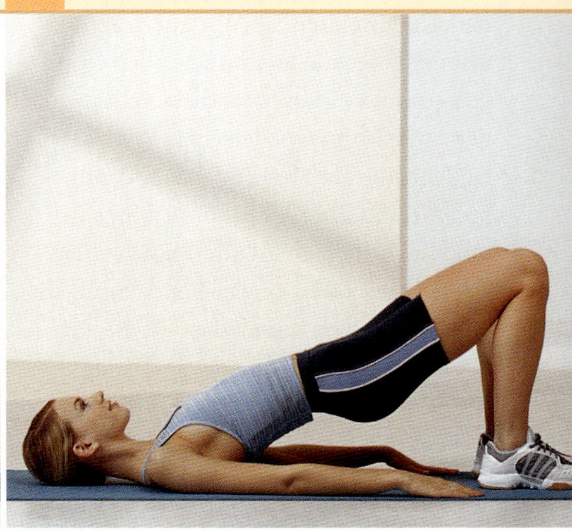

ten auf gleicher Höhe halten. Den Po anspannen und die Hüften nach oben drücken, bis Oberkörper und rechter Oberschenkel eine Linie bilden. 3 Langsam wieder absenken, jedoch nicht mehr ablegen und die nächste Wiederholung anschließen.

- **Level 3:** Halten Sie Füße und Knie geschlossen. Den Po anspannen, die Oberschenkel und den Bauch aktivieren und das Becken anheben, bis Oberschenkel und Oberkörper eine Linie bilden. Dann das Gewicht nach links verlagern und das rechte Bein nach vorn ausstrecken. 4 Das Bein gestreckt halten und das Becken wieder absenken, aber nicht mehr ablegen. Die nächste Wiederholung anschließen.

KNACKPO MIT KICK

INFO

Auch beim Cardiotraining können Sie Pluspunkte auf dem Po-Trainingskonto sammeln. Laufen beispielsweise fordert Beine und Po ganz ordentlich. Es gibt allerdings ein paar Cardiosportarten, bei denen Sie Ihren Po noch stärker fordern können, beispielsweise Kickboxsportarten wie Tae Bo oder Kickpower. Wer's lieber tänzerisch mag, kann es mit Step-Aerobic versuchen. Kurse werden in Fitness-Studios, aber auch in Vereinen oder an der Volkshochschule angeboten.

3 25- bis 30-mal je Seite

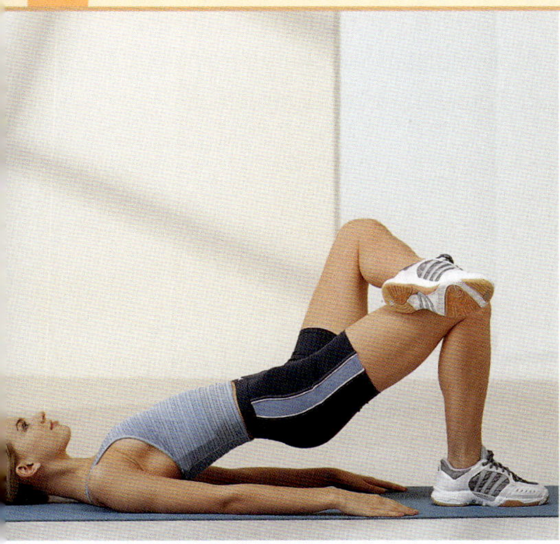

4 25- bis 30-mal je Seite

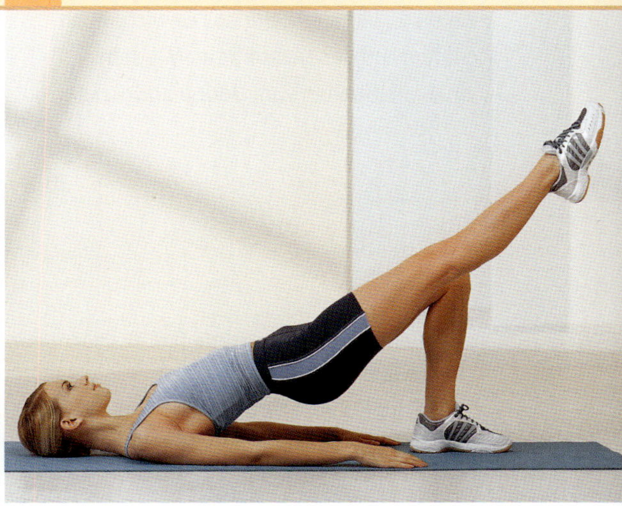

Kneelift

Strafft den gesamten Po, trainiert die Oberschenkel.

- Stellen Sie sich aufrecht hin. Rückenspannung aktivieren und auch Bauch und Beckenboden leicht anspannen. Mit dem rechten Bein einen großen Ausfallschritt nach vorn machen. Das rechte Knie steht senkrecht über dem Mittelfuß. Die linke Ferse anheben, das Gewicht auf den rechten Fuß verlagern, die Zehen spreizen und den Stand stabilisieren. Den Oberkörper nach vorn neigen, den rechten Oberschenkel anspannen. Den Kopf in Verlängerung der Wirbelsäule halten, die Arme anheben und neben den Ohren nach vorn und oben ausstrecken. Auf dem linken Fuß lasten nun maximal noch 15 Prozent des Körpergewichts. 1
- **Level 1:** Verlagern Sie das Gewicht noch stärker auf das rechte Bein. Mit dem linken Fußballen vom Boden abdrücken, das Bein schnell zum rechten heranziehen, den Oberkörper stabil halten, kein Gewicht nach links geben und die Arme mit Power zum Körper ziehen. 2 Das linke Bein wieder nach hinten führen.
- **Level 2:** Verlagern Sie das Gewicht stärker nach rechts, drücken Sie sich mit dem linken Fußballen vom Boden ab, ziehen Sie das Knie zum Oberkörper heran, ohne es abzustellen, und ziehen Sie die Arme zum Körper. 3 Den linken Fuß wieder nach hinten bringen und kurz abstellen, die nächste Wiederholung schnell anschließen. Mehr Tempo als bei Level 1.
- **Level 3:** Machen Sie die Bewegung wie bei Level 2, intensivieren Sie sie aber mit einer zusammengerollten Matte oder einem Balance Pad. Legen Sie die Matte unter den rechten Fuß, um auch die Rumpfstabilisatoren zu trainieren und den Po stärker zu fordern. 4

TIPP

BALANCE-TRAINING

Viele der Übungen werden intensiver, wenn Sie Ihre Matte oder ein Balance Pad als unstabile Unterlage verwenden. Der Körper muss nun bei jeder Bewegung die Feinkoordination neu regeln, wird bei der kleinsten Bewegung dazu veranlasst, die gesamte Körperspannung zu überprüfen und anzupassen. Auch kleinste Muskeln, die Stabilisatoren an der Wirbelsäule, werden dabei gefordert. Die trainierte Muskulatur wird außerdem zu einer größeren Anspannung gezwungen, was einen besseren Trainingseffekt zur Folge hat. Als Untergrund eignet sich eine zusammengerollte Gymnastikmatte, eine Schaumstoffmatte oder ein Balance Pad, das es ab 25 Euro im Fachhandel gibt.

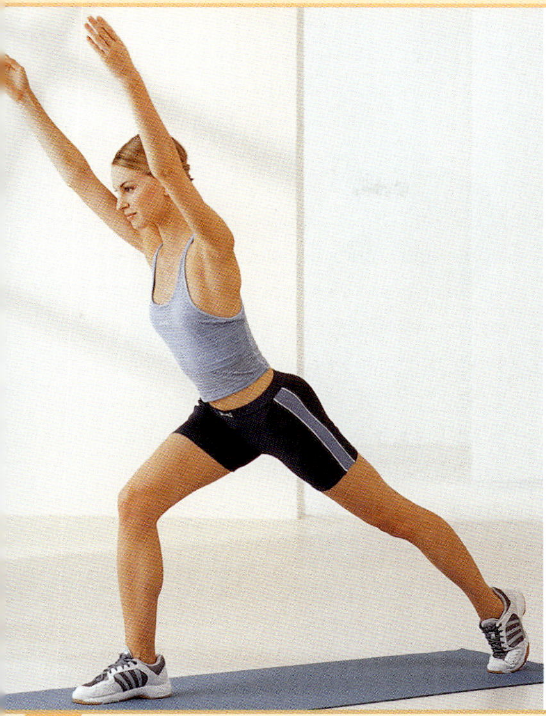

1

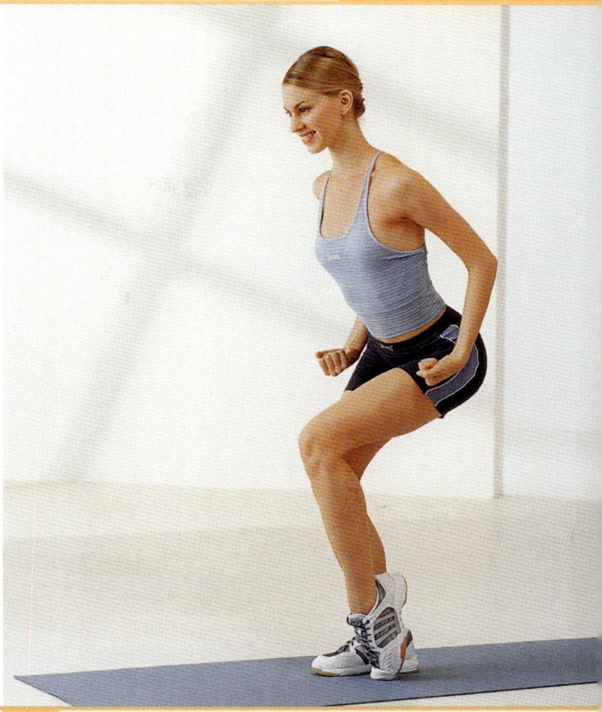

2 15- bis 20-mal je Seite

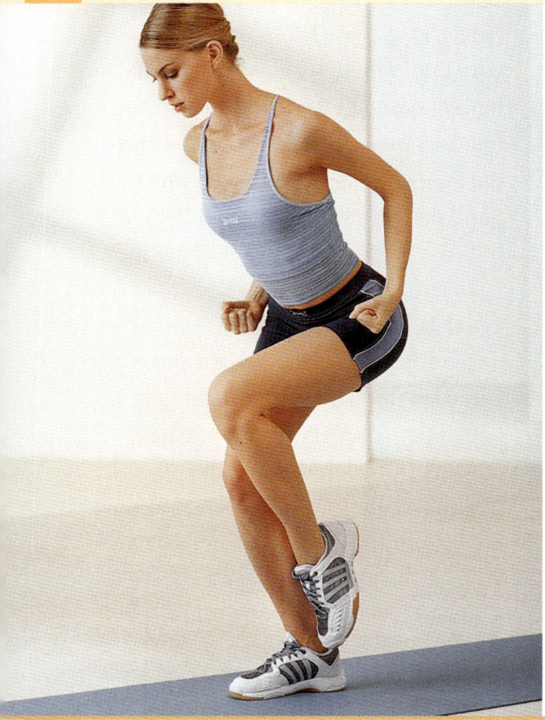

3 15- bis 20-mal je Seite

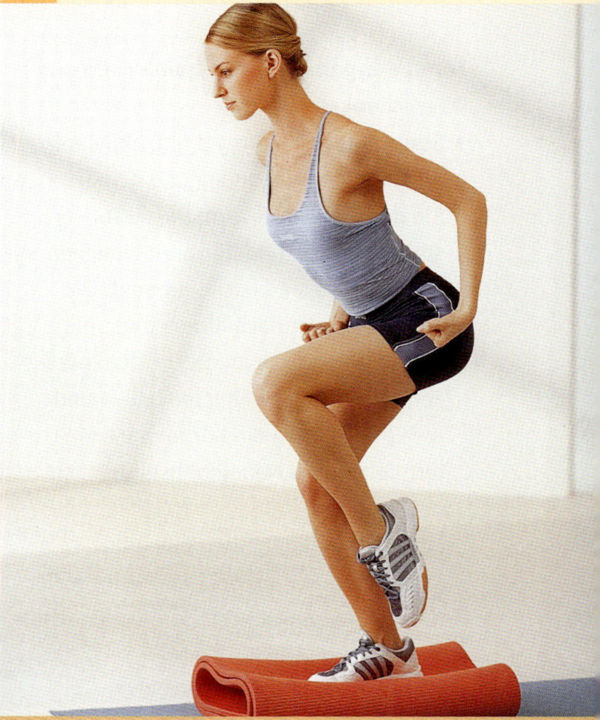

4 15- bis 20-mal je Seite

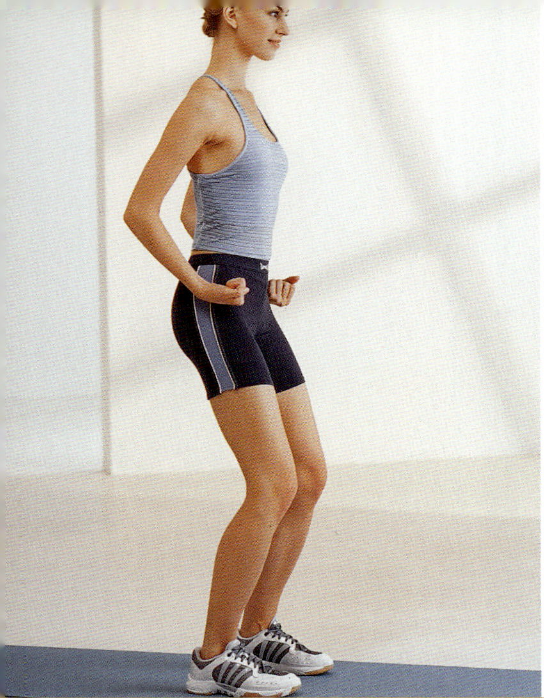

1

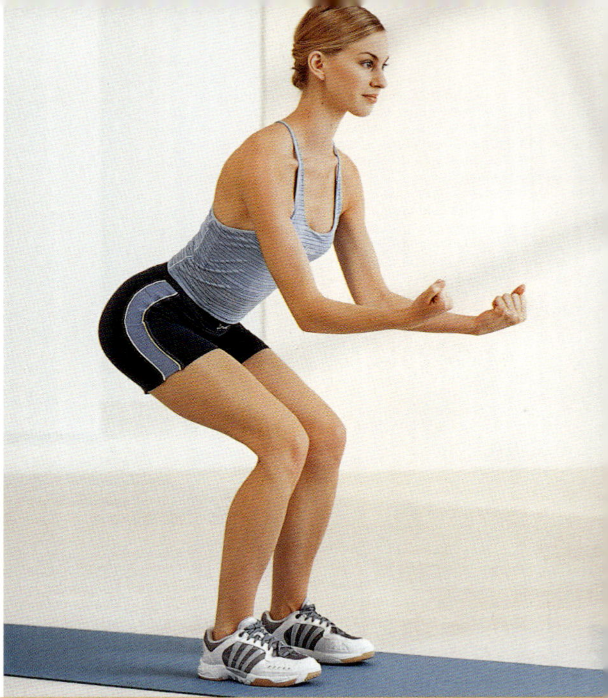

2 **25- bis 30-mal**

Tiefer Squat

Formt das ganze Gesäß, trainiert Po und Oberschenkel.

- Stellen Sie sich aufrecht hin, aktivieren Sie die Körperspannung und richten Sie den Blick nach vorn. Die Füße stehen parallel und hüftbreit auseinander, die Knie sind leicht gebeugt. Die Schulterblätter nach hinten und unten setzen, dann flach an den Rücken pressen. Die Hände zu Fäusten ballen und die Ellbogen eng am Körper nach hinten ziehen. Die Handinnenseiten nach oben drehen. 1
- **Level 1:** Spannen Sie Bauch und Rücken stärker an, beugen Sie die Knie, neigen Sie den Oberkörper leicht nach vorn und schieben Sie das Gesäß nach hinten; dabei den Rücken gerade halten. Das Gewicht bleibt auf den Fersen, die Knie kommen maximal so weit nach vorn, dass sie senkrecht über dem Mittelfuß stehen. Die Arme gleichzeitig nach vorn schieben. 2
- **Level 2:** Verlagern Sie das Gewicht nach rechts und heben Sie die linke Ferse an. Dann die Körperspannung verstärken, den Rücken gerade halten, das linke Knie beugen und den Po nach hinten schieben. Den Oberkörper dabei aus den Hüften heraus leicht nach vorn kippen. Die Arme gleichzeitig nach vorn schieben. 3 Wieder hochdrücken.

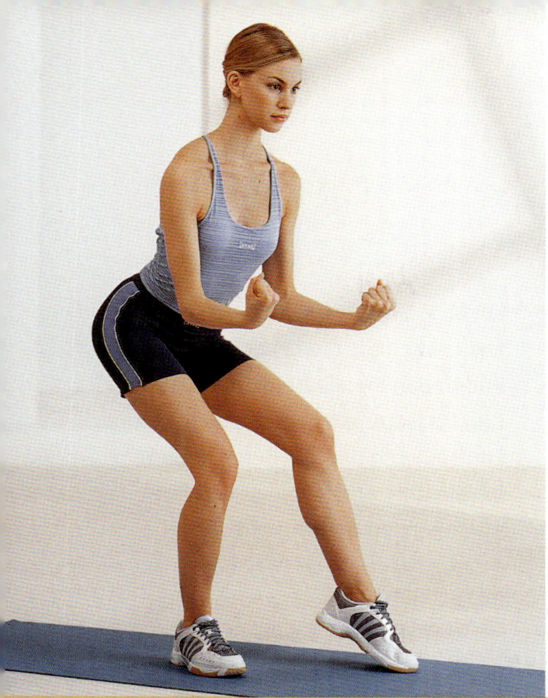

3 **20- bis 25-mal je Seite**

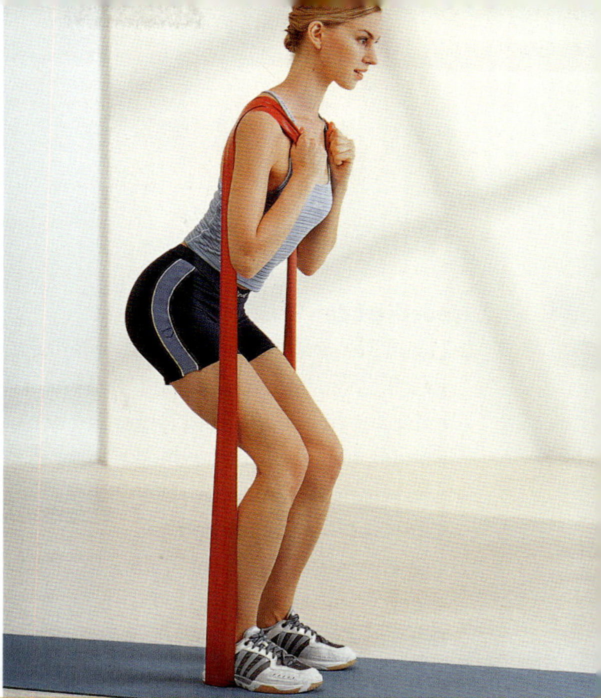

4 **25- bis 30-mal**

> **Level 3:** Führen Sie zur Steigerung der Intensität die Übung mit einem Theraband oder Tube aus. Stellen Sie sich auf das Band und fassen Sie die Enden mit beiden Händen. Ziehen Sie sie nach oben und über die Schultern. Führen Sie die Übung dann wie bei Level 1 beschrieben durch. Die Hände bleiben während der gesamten Übung fest an den Schultern. 4

MEHR POWER MIT WIDERSTAND

TIPP

Die Intensität des Trainings können Sie mit Hanteln, Gewichtsstangen, Tubes oder Therabändern gut steigern. Sie machen das Training intensiver. Große Muskelberge brauchen Sie dabei nicht zu befürchten; dazu sind die Widerstände zu gering. Erst wenn Sie von einer Übung nur etwa vier bis sechs Wiederholungen schaffen, weil das Gewicht so hoch ist, machen Sie ein so genanntes Maximalkrafttraining. Bei Workouts wie diesem ist die Anzahl der Wiederholungen weitaus höher, es handelt sich also um ein Kraftausdauertraining (Seite 38). Damit bauen Sie nur in geringem Umfang Muskeln auf, erziehen diese aber in Verbindung mit Stretching gleichzeitig zur richtigen Form: lang und schlank.

Leglift

Modelliert den Po.

- Legen Sie sich auf den Bauch. Die Beine geschlossen halten. Kopf und Nacken entspannen und die Stirn locker auf den Händen ablegen. Rückenmuskulatur und Po leicht anspannen. Die Wirbelsäule auseinander ziehen, indem Sie sich vorstellen, Kopf und Steißbein zögen in entgegengesetzte Richtungen.
- **Level 1:** Spannen Sie den Po stärker an. Das linke Knie anwinkeln, bis zwischen Ober- und Unterschenkel ein 90-Grad-Winkel entsteht. Die Rückenspannung verstärken, um ein Hohlkreuz zu vermeiden. Die linke Fußsohle parallel zur Decke halten und das Knie minimal vom Boden lösen. Die Spannung im Po verstärken und die Ferse so weit wie möglich anheben, dabei aber das Knie nicht nach außen schieben. 1 Wieder senken, aber nicht mehr vollständig ablegen.
- **Level 2:** Strecken Sie das linke Bein aus, ziehen Sie die Zehenspitzen an und heben Sie das Bein leicht an. Das Gesäß stärker anspannen und das Bein so weit anheben, wie es ohne Ausweichbewegung in der Hüfte möglich ist. Das Knie berührt den Boden nicht mehr, auch ein Teil des Oberschenkels ist angehoben. Die Zehenspitzen zeigen die ganze Zeit zum Boden. 2
- **Level 3:** Strecken Sie beide Beine aus, ziehen Sie die Zehenspitzen an und heben Sie die Beine minimal an. Den Po fester anspannen, den Rücken kontrollieren und die Beine heben, bis die Knie und teilweise die Oberschenkel den Boden nicht mehr berühren. Während des Anhebens der natürlichen Bewegung nach außen leicht nachgeben, bis der Abstand zwischen den Füßen etwa hüftbreit ist. Die Hüfte stabil halten und auf den Boden drücken, die Zehenspitzen zeigen während der ganzen Bewegungsausführung zum Boden. 3 Achten Sie auf eine langsame, gleichmäßige Übungsausführung. Das Anheben der Beine sollte ebenso lange dauern wie das Absenken. Optimal ist, beim Ausatmen bis zwei zu zählen und die Beine anzuheben, beim Einatmen ebenfalls bis zwei zu zählen und die Beine abzusenken. Die Beine nicht mehr vollständig ablegen, sondern kurz über dem Boden stoppen und die nächste Wiederholung anschließen.

Wichtig: Falls Sie die Übung anfangs stärker im unteren Rücken als im Po spüren, können Sie sie auch auf einem Step ausführen und die Muskelkraft erst allmählich steigern. Legen Sie sich dazu mit der Hüfte auf den Step und machen Sie die Übung wie beschrieben.

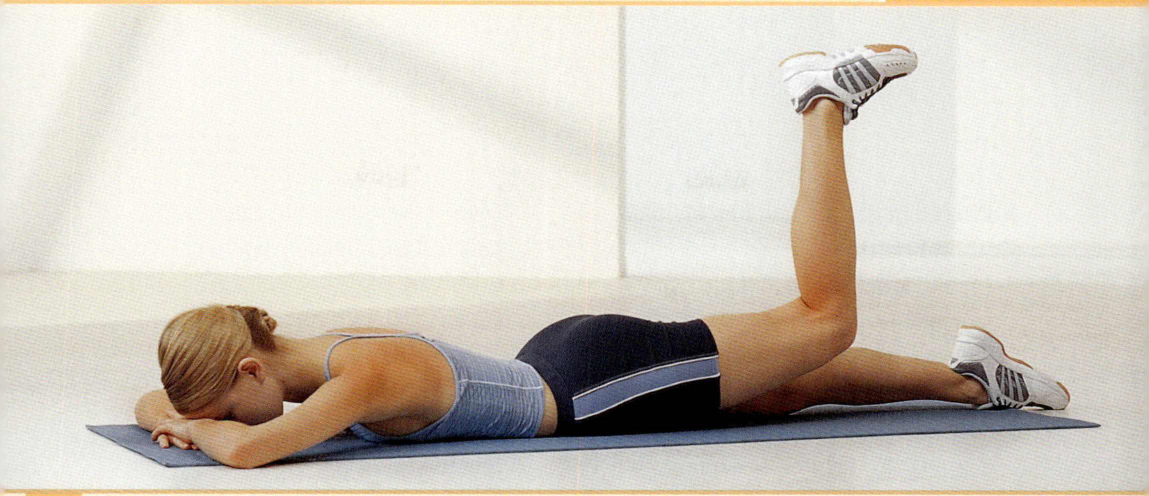

1 20- bis 25-mal je Seite

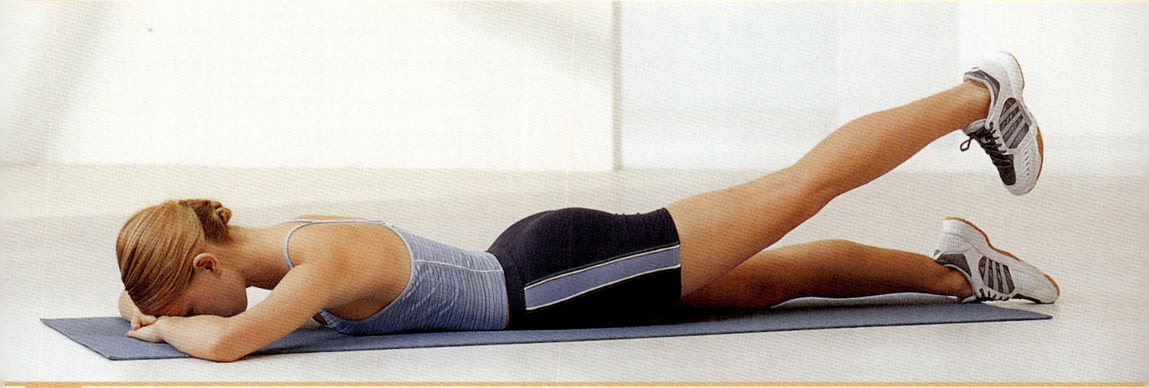

2 20- bis 25-mal je Seite

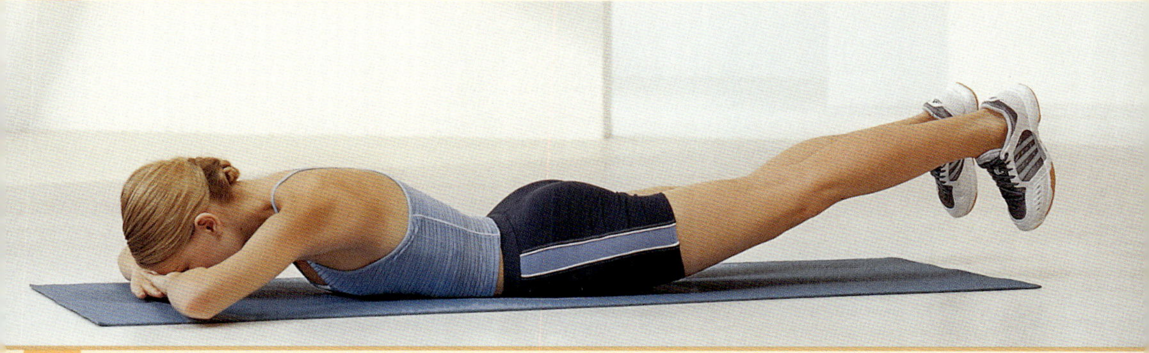

3 20- bis 25-mal je Seite

Polift

Kräftigt den großen und den kleinen Gesäßmuskel.

- Legen Sie sich auf den Bauch und stützen Sie die Unterarme schulterbreit am Boden auf, die Fingerspitzen zeigen nach vorn. Die Schultern senkrecht über den Ellbogengelenken halten und die Schultermuskulatur aktivieren. Den Rücken bewusst gerade halten, der Kopf bildet die Verlängerung der Wirbelsäule. Die Zehenspitzen aufstellen, Bauch- und Rückenmuskulatur anspannen. Dann die Knie anheben, bis Oberkörper und Beine eine Ebene bilden. 1
- **Level 1:** Verlagern Sie das Gewicht aufs rechte Bein und spannen Sie das Gesäß an. Die Zehenspitzen des linken Fußes vorsichtig vom Boden lösen, ohne mit der Hüfte nach unten zu kippen. Mit der linken Ferse bewusst nach hinten drücken, das Bein strecken und die Zehen anziehen. Dann das linke Bein weiter anheben, dabei die Zehenspitzen die ganze Zeit zum Boden zeigen lassen. 2 Das Bein langsam wieder absenken, aber nicht mehr absetzen. Die nächste Wiederholung anschließen.

1

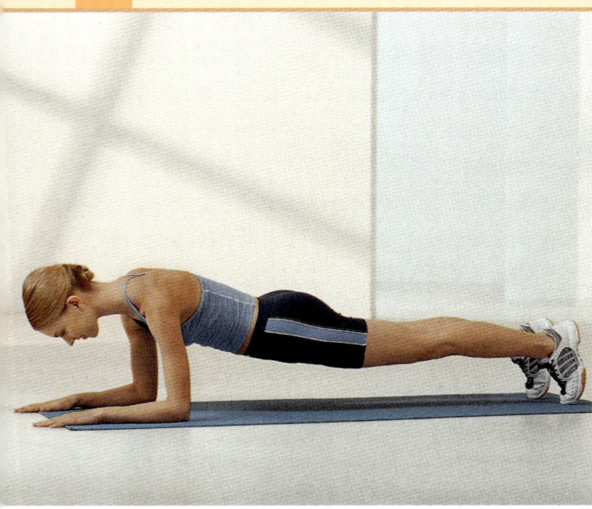

2 **10- bis 15-mal je Seite**

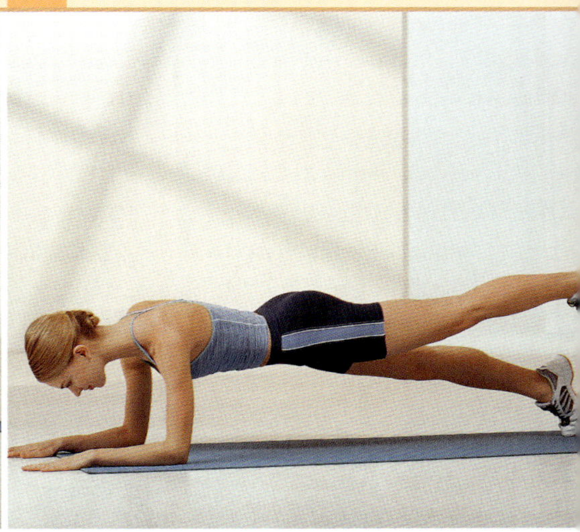

Level 2: Kommen Sie in den Vierfüßlerstand. Die Handgelenke senkrecht unter den Schultergelenken platzieren, die Rumpfmuskulatur fest anspannen und die Knie anheben, bis Beine und Oberkörper eine Ebene bilden. Den Po anspannen, das Gewicht nach rechts verlagern, den linken Fuß vom Boden lösen und die Ferse nach hinten drücken. Das Bein gestreckt halten und anheben, so weit es die Hüfte erlaubt. 3 Das Bein wieder absenken, aber nicht absetzen, die nächste Wiederholung anschließen.

Level 3: Verwenden Sie zur Steigerung der Übung ein Tube oder Theraband. Knoten Sie das Band zusammen, so dass ein hüftbreiter Ring entsteht. Den Ring um die Fußgelenke legen und wie bei Level 2 beschrieben in die Ausgangsposition kommen. Den Po fest anspannen und den Fuß vom Boden lösen, das Bein strecken. Gegen den Widerstand des Bandes das Bein weiter anheben. 4 Wieder lösen, das Bein bis knapp über dem Boden absenken, die nächste Wiederholung anschließen.

3 **10- bis 15-mal je Seite**

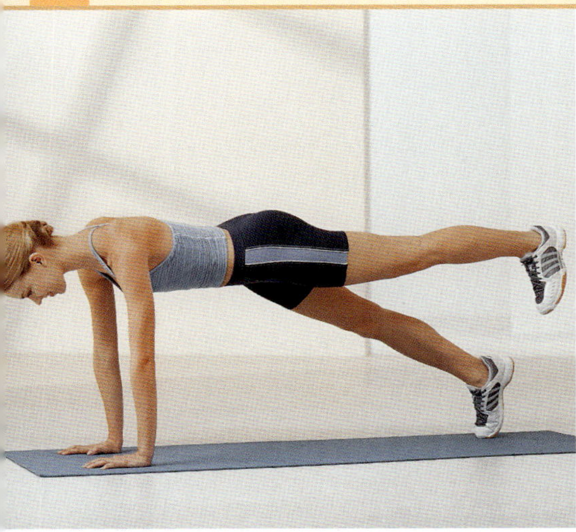

4 **10- bis 15-mal je Seite**

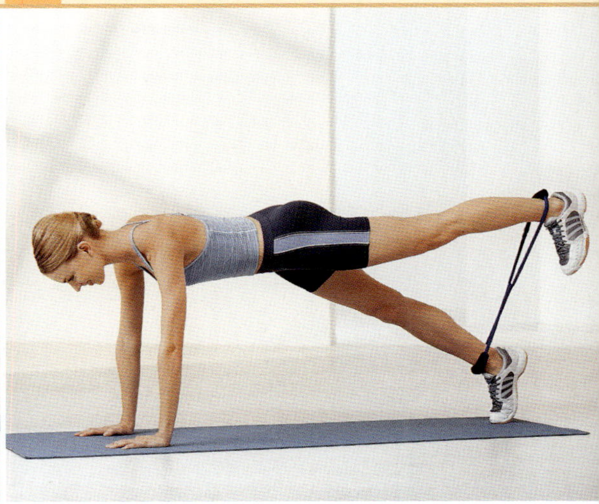

Seitenheber

Modelliert den mittleren Anteil der Gesäßmuskulatur und die seitlichen Bauchmuskeln.

- Setzen Sie sich auf den Boden, lassen Sie die Knie nach rechts sinken und stützen Sie den Oberkörper auf dem rechten Unterarm ab. Körperspannung aufbauen, die Schultermuskulatur aktivieren und den Oberkörper aus der Schulter heraus nach oben drücken. Der Ellbogen befindet sich unterhalb des Schultergelenks. Bauch und Rücken leicht anspannen, den Kopf in Verlängerung der Wirbelsäule halten. Die linke Hand an der Hüfte abstützen. 1
- **Level 1:** Erhöhen Sie die Spannung im mittleren Gesäßmuskel, in Oberschenkel und Rumpf und heben Sie die Hüften an, bis Oberschenkel und Rumpf eine Linie bilden. 2 Die Hüften wieder absenken, aber nicht mehr ablegen. Die Schulterspannung halten und die nächste Wiederholung anschließen.

Wichtig: Achten Sie darauf, die Schultermuskulatur anzuspannen, indem Sie mit dem Hochdrücken aus der Schulter heraus einen deutlichen Abstand zwischen Achsel und Oberarm schaffen. Dadurch schützen Sie Ihr Schultergelenk und Ihre Wirbelsäule vor Fehlbelastungen und Verletzungen.

1

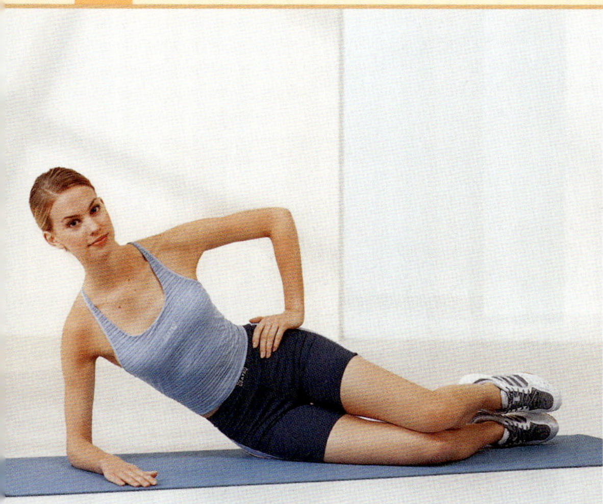

2 20- bis 25-mal je Seite

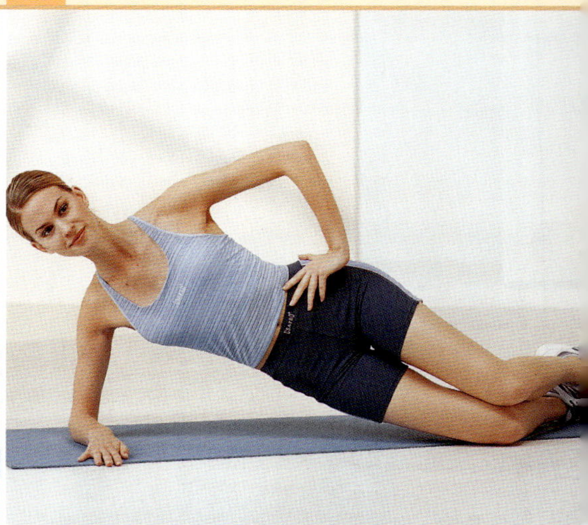

> **Level 2:** Legen Sie im Sitzen das rechte Knie etwas vor der Körperachse ab und strecken Sie das linke Bein in Verlängerung des Oberkörpers aus. Rumpf und Po anspannen und das Becken vom Boden lösen, gleichzeitig das linke Bein anheben und strecken. Die Hüften weiter anheben, dabei das linke Bein ausgestreckt halten. 3 Das Becken langsam wieder absenken, aber nicht ablegen. Die nächste Wiederholung anschließen.

> **Level 3:** Stützen Sie sich mit rechts ab und spannen Sie die Schultern leicht an. Die Beine so ausstrecken, dass sie die Verlängerung des Rumpfes bilden und übereinander liegen. Die linke Hand in der Taille abstützen. Die Rumpfmuskulatur stärker anspannen und das linke Bein ein kleines Stück vom Boden weg anheben. Dann die Hüften vom Boden lösen und langsam anheben, das linke Bein immer im gleichen Abstand zum rechten Bein in der Luft halten. 4 Die Hüften wieder absenken, aber nicht ablegen, das linke Bein bleibt in der Luft. Die nächste Wiederholung anschließen.

3 **20- bis 25-mal je Seite**

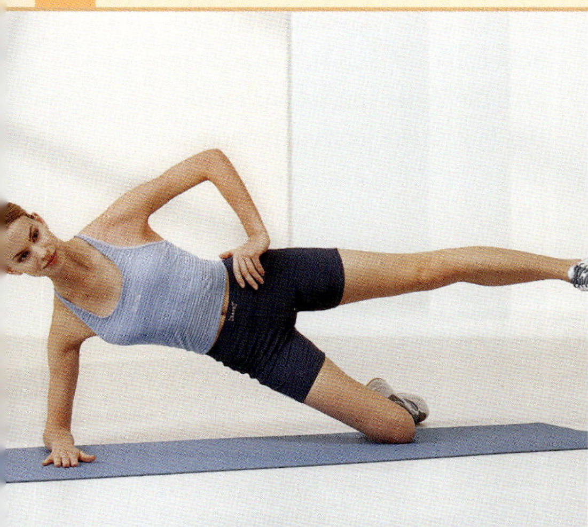

4 **20- bis 25-mal je Seite**

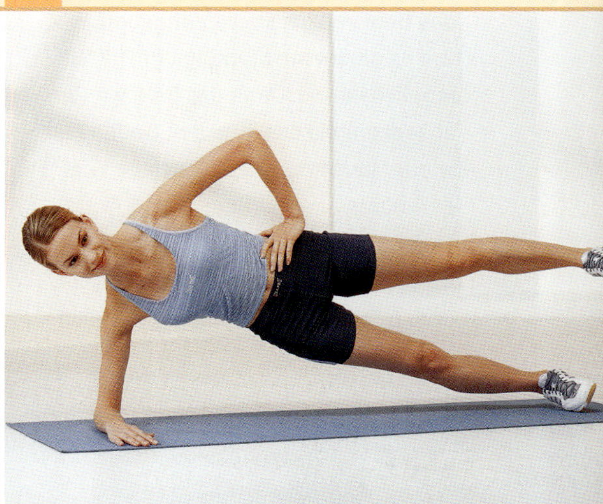

Legpush

Trainiert den mittleren Anteil der Pomuskulatur.

- Kommen Sie in den Vierfüßlerstand. Die Handgelenke befinden sich senkrecht unter den Schultergelenken, die Knie sind senkrecht unter den Hüftgelenken aufgestellt. Die Fingerspitzen zeigen nach vorn. Bauch, Beckenboden und Rücken leicht anspannen, den Kopf in Verlängerung der Wirbelsäule halten.
- **Level 1:** Verlagern Sie das Gewicht aufs rechte Bein. Bauch und Beckenboden fester anspannen und den Rücken stabilisieren. Das linke Knie seitlich ein kleines Stück anheben, bis es den Boden nicht mehr berührt. Den rechten Winkel im Knie beibehalten, die Zehenspitzen anziehen und das Bein seitlich so weit anheben, wie es ohne eine Kippung der Hüften möglich ist. 1 Dann das Bein wieder absenken, bis das Knie den Boden fast wieder berührt, und die nächste Wiederholung anschließen.
- **Level 2:** Verlagern Sie das Gewicht aus dem Vierfüßlerstand heraus wieder nach rechts und heben Sie das linke Knie seitlich an, bis es den Boden nicht mehr berührt. Den linken Oberschenkel fixieren und das Bein durchstrecken. Den Fuß ein kleines Stück vom Boden abheben, die Zehenspitzen anziehen. Den Rücken fixieren, den Bauch stärker anspannen und das linke Bein aus der Kraft des Pos heraus so weit anheben, wie es ohne Hüftkippung möglich ist. 2 Dann das Bein kontrolliert wieder absenken, kurz vor dem Boden anhalten und die nächste Wiederholung anschließen.
- **Level 3:** Verlagern Sie aus dem Vierfüßlerstand das Gewicht erneut nach rechts. Das linke Knie anheben, das Bein seitlich ausstrecken. Dann den Bauch stärker anspannen, die Schultern aktivieren und das rechte Knie anheben. Jetzt das linke Bein anheben, bis der Fuß sich vom Boden löst. Die Zehenspitzen anziehen. Das linke Bein noch weiter anheben, bis es die Hüfte nicht mehr höher zulässt. 3 Dann absenken, das rechte Knie aber in der Luft lassen. Bevor der linke Fuß den Boden berührt, die nächste Wiederholung anschließen.

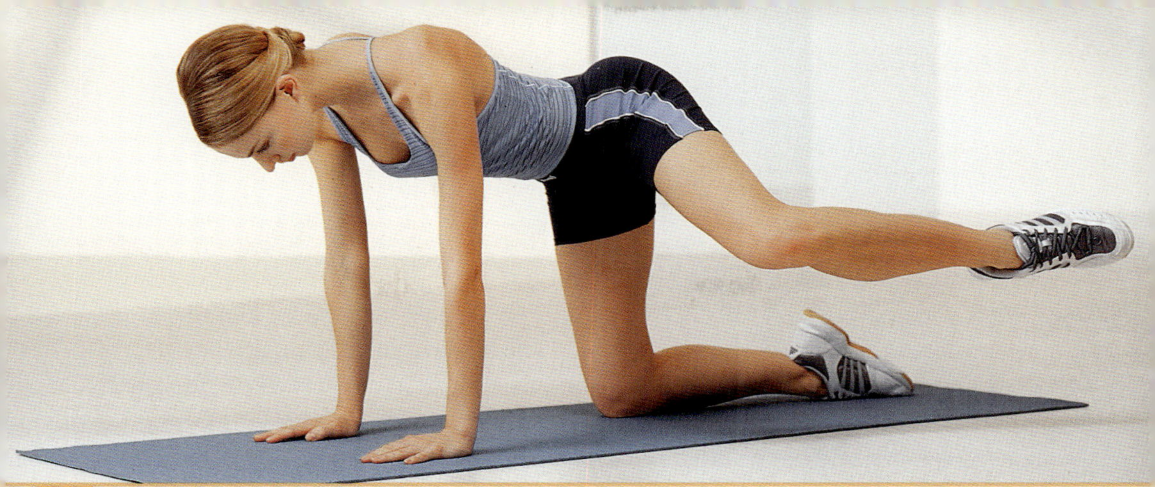

1 25- bis 30-mal je Seite

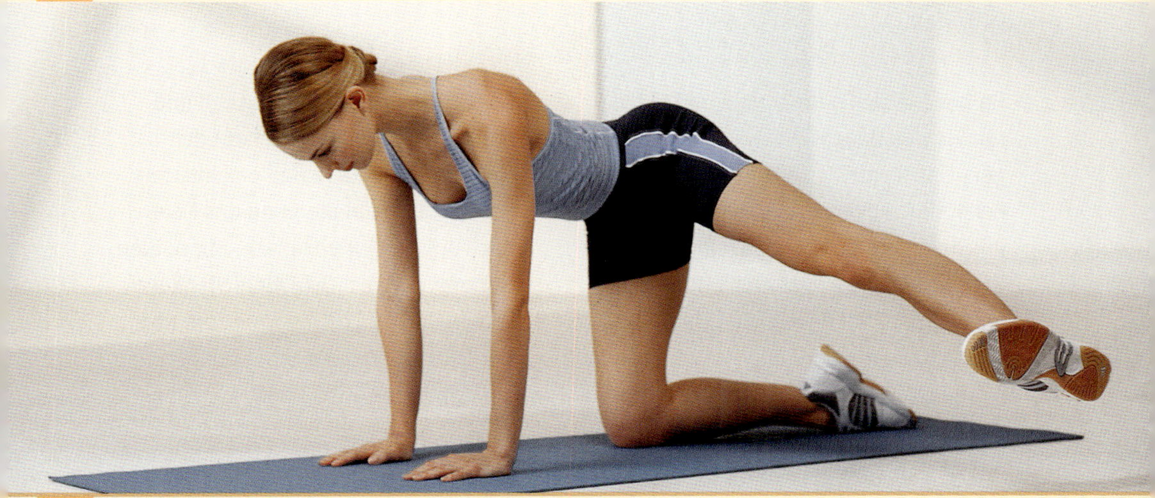

2 25- bis 30-mal je Seite

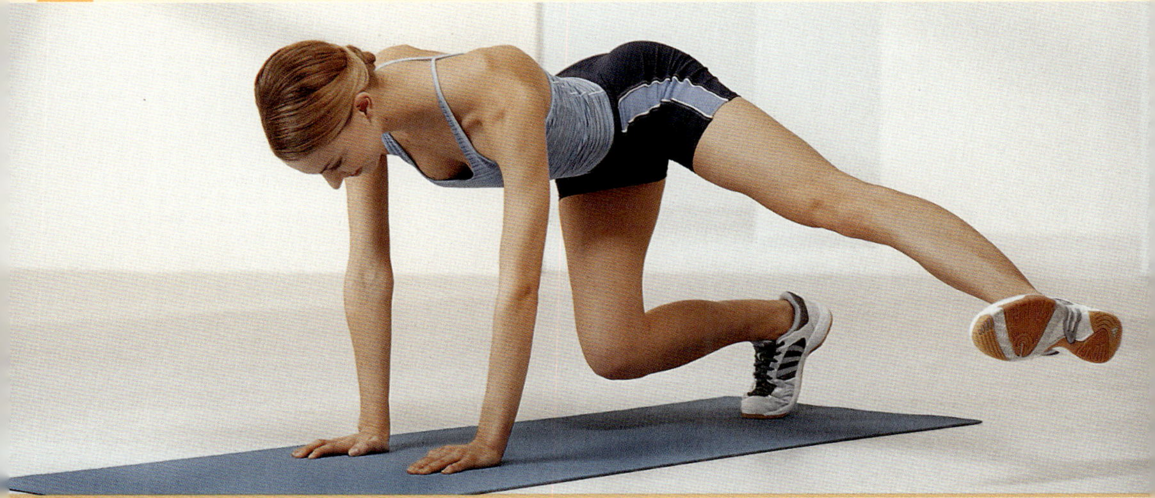

3 25- bis 30-mal je Seite

Stretches für den Po

Rund, aber nicht zu groß soll der Po sein – und deswegen sollten Sie nach jedem Training die Dehnübungen für den Allerwertesten nicht vergessen. Sie verhindern die Verkürzung und somit auch die übermäßige Vergrößerung der Pomuskulatur.

Mit den folgenden Moves können Sie die Muskeln an den richtigen Stellen fixieren, zu starke Formen ausgleichen und die Haltung effektiv verbessern. Halten Sie jeden Stretch für mindestens 30 Sekunden pro Seite.

Balancestretch

> Stellen Sie sich aufrecht hin und aktivieren Sie den Bauch. Die Knie leicht beugen. Das rechte Fußgelenk auf dem linken Knie ablegen, dabei den Oberkörper aus der Hüfte heraus ein kleines Stück nach vorn neigen. Das rechte Knie kippt nach außen. Mit der rechten Hand das rechte Knie, mit der linken Hand das rechte Fußgelenk oder die Ferse fassen und das linke Knie stärker beugen. Die rechte Hand unterstützt die Dehnung. 1

Liegestretch

> Legen Sie sich auf den Rücken und stellen Sie die Füße flach auf den Boden. Das linke Fußgelenk auf dem rechten Knie ablegen und das Knie nach außen kippen lassen. Mit beiden Händen den rechten Oberschenkel fassen und das rechte Knie zum Körper heranziehen. Po und Kopf bleiben auf dem Boden. 2

1 30 Sekunden je Seite

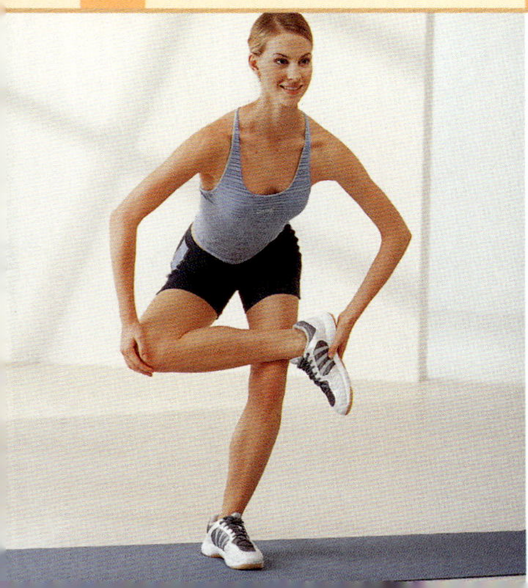

2 30 Sekunden je Seite

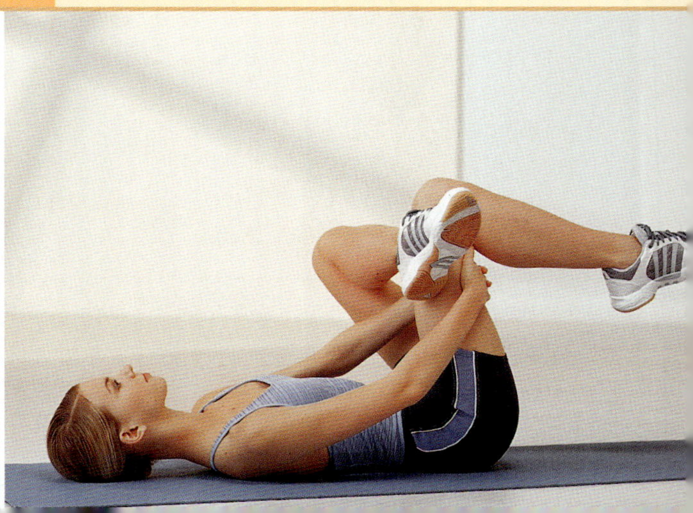

Sitzstretch

> Setzen Sie sich aufrecht hin. Die Knie schulterweit öffnen, anwinkeln und dann zur rechten Seite kippen lassen. Der Winkel zwischen rechtem Ober- und Unterschenkel sollte etwa 90 Grad betragen. Den Oberkörper gestreckt auf dem rechten Unterschenkel ablegen. 3

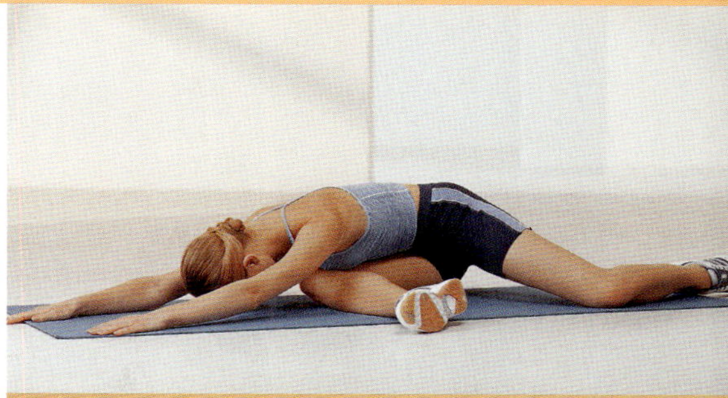

3 30 Sekunden je Seite

Drehstretch

> Sitzen Sie aufrecht und strecken Sie die Beine aus. Beckenboden, Bauch und Rücken aktivieren. Den rechten Fuß außen neben das linke Knie stellen. Den linken Arm nach oben strecken, den Oberkörper nochmals aufrichten. Dann den Oberkörper nach rechts drehen und den linken Arm an die Außenseite des rechten Knies legen. Die rechte Hand hinter dem Körper aufsetzen. Durch den Druck des linken Arms und den Zug der rechten Hand die Dehnung sanft verstärken. 4

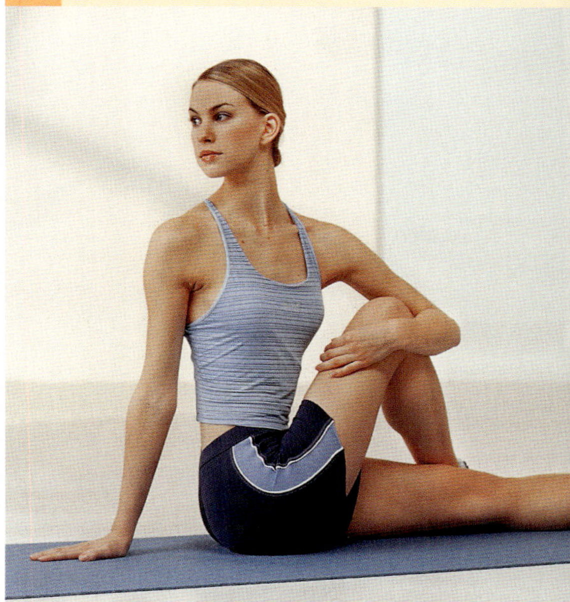

4 30 Sekunden je Seite

Paketstretch

> Setzen Sie sich auf die Unterschenkel. Die Beine geschlossen halten und den Oberkörper sinken lassen. Die Stirn auf dem Boden ablegen und die Arme seitlich neben dem Körper ausstrecken. Machen Sie sich ganz klein und genießen Sie die Entspannung. 5

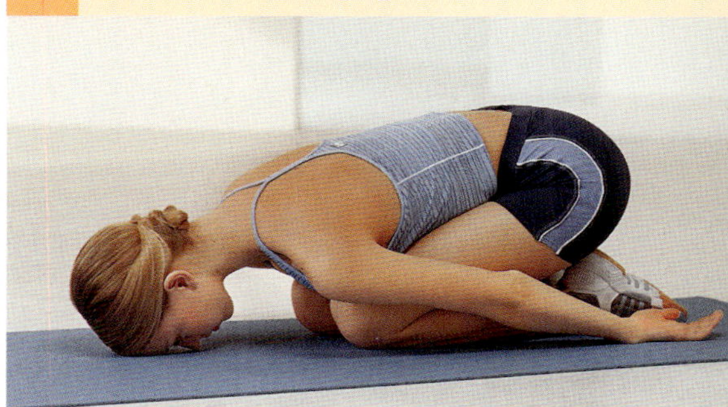

5 30 Sekunden

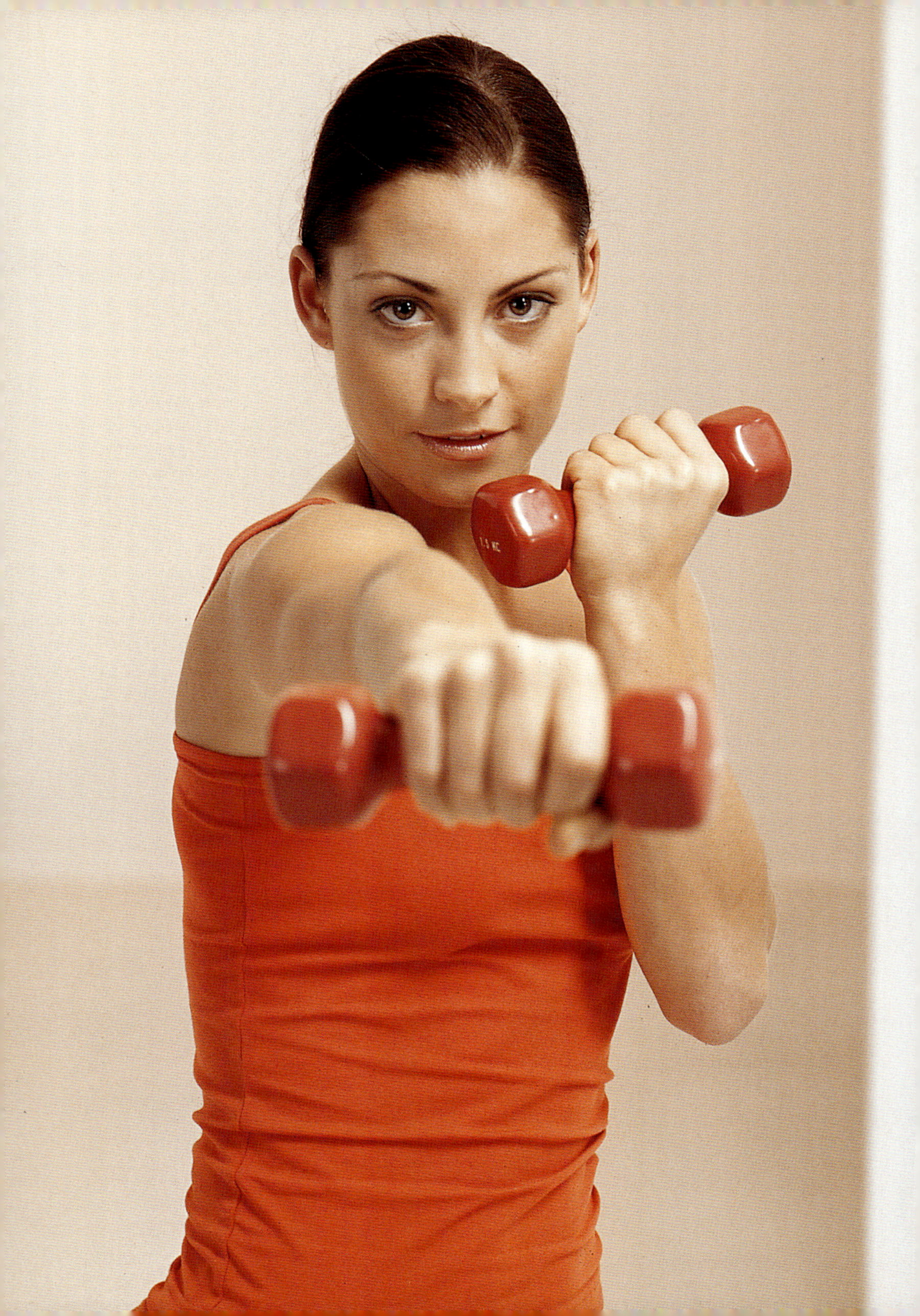

Kompakt-programme

Sie möchten eine konkrete Anleitung, welche Übungen Sie machen sollen? Individuelle Trainingspläne für ausgewogene Formen? Hier sind sie! Hinzu kommt ein Extratraining für den Oberkörper, das Sie im Nu proportionierter erscheinen lässt, und ein spezielles Anti-Cellulite-Programm, mit dem Sie unschöne Dellen loswerden können.

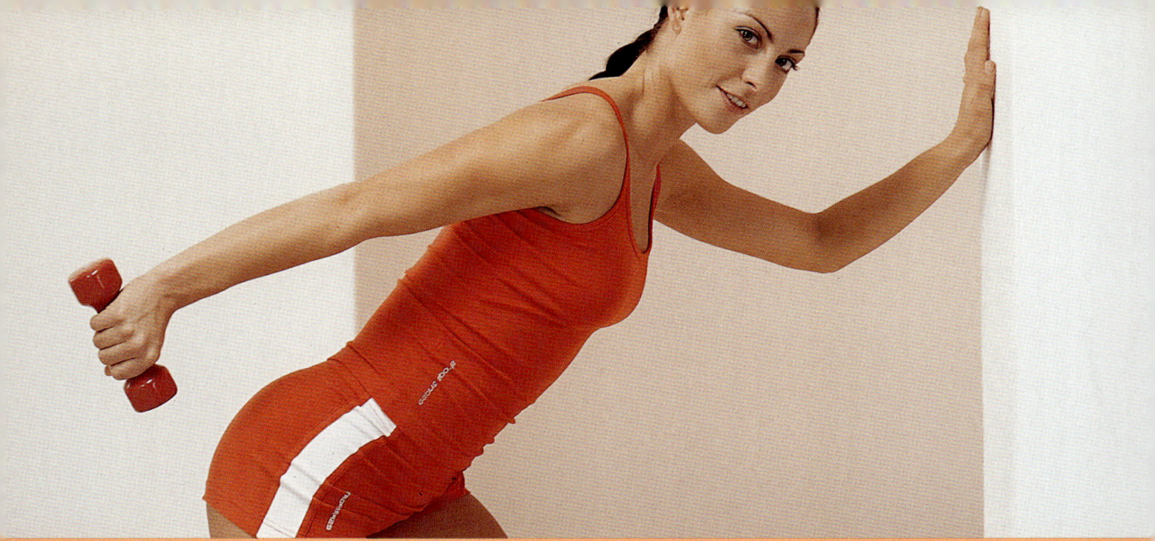

Ein Workout für jede Körperzone

Jetzt wissen Sie schon eine Menge über das Training der Problemzonen. Auf den folgenden Seiten erfahren Sie, wie Sie Ihr Training optimal gestalten können – Schritt für Schritt, Tag für Tag, einen ganzen Monat lang. Drei Trainingspläne für Bauch, Beine und Po sagen Ihnen genau, wann Sie welche Übungen machen sollten und an welchen Tagen Cardiotraining auf dem Plan steht. Außerdem gibt es noch zwei Bonusprogramme: Mit dem Powerplan für den Oberkörper (ab Seite 109) können Sie Ihre Proportionen ausgleichen; spezielle Übungen kräftigen und formen Schultern, Arme, Rücken und Brust; die Stretches verbessern die Haltung und strecken die Figur. Mit dem Anti-Cellulite-Plan (ab Seite 118) können Sie unschönen Dellen zu Leibe rücken und die Struktur von Beinen und Po glätten.

Workout für harmonische Proportionen

Neigen Sie zu einer stärkeren Ausprägung von Gesäß und Hüften, der Oberkörper wirkt dagegen eher schmal? Um die Proportionen auszugleichen, absolvieren Sie den folgenden Trainingsplan. Machen Sie ihn in Kombination mit einer gesunden Ernährung, können Sie schon nach rund vier Wochen mit ausgewogeneren Formen rechnen.

Tag 1: **Cardiotraining** plus drei beliebige **Stretches** aus dem Beinprogramm (S. 86–87).
Tag 2: **Oberkörpertraining,** bestehend aus einem Warm-up (ab S. 45) und den Übungen auf dieser und den beiden folgenden Seiten.
Tag 3: **Cardiotraining** plus drei beliebige **Stretches** aus dem Poprogramm (S. 104–105).
Tag 4: **Bauchtraining,** bestehend aus vier beliebigen Übungen des Bauchprogramms (ab S. 48) plus **Stretches** (S. 66-67).
Tag 5: **Cardiotraining** plus **Stretches** aus dem Beinprogramm (S. 86–87).
Tag 6: **Oberkörpertraining,** bestehend aus einem Warm-up (ab S. 45) und den Übungen auf dieser und den beiden folgenden Seiten.
Tag 7: **Pause**
Wiederholen Sie das Trainingsprogramm in den kommenden drei Wochen und versuchen Sie, den Übungslevel so zu steigern, dass Sie in der vierten Woche die Übungen für Beine und Po auf Level 3 durchführen.

Powermoves für den Oberkörper

Wenn Ihr Unterkörper im Verhältnis zum Oberkörper zu mächtig wirkt, steuern Sie mit diesem Übungsplan dagegen. Damit trainieren Sie Arme, Schultern und Rücken, ohne massive Muskeln aufzubauen.

Rückenpush

Trainiert den Rücken.

> Stellen Sie sich aufrecht auf ein Tube oder Theraband. Die Füße hüftweit öffnen, die Knie leicht beugen. Die Enden des Bandes mit den Händen fassen und vor den Beinen kreuzen. Den Oberkörper gerade halten und aus den Hüften heraus nach vorn neigen. Die Arme hängen lassen, die Ellbogen leicht anwinkeln, die Handflächen zeigen zueinander. Die Arme langsam seitlich anheben und langsam wieder absenken. 1

1 **20- bis 25-mal**

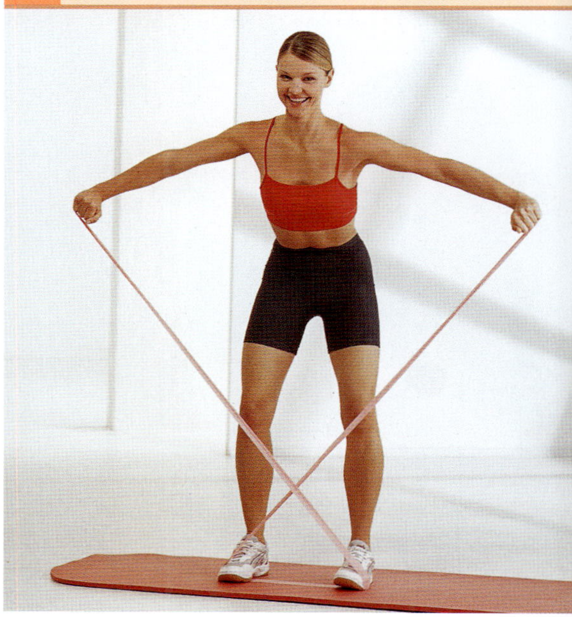

Brustpower

Liftet den Busen.

- Stehen Sie gerade. Die Ellbogen auf Schulterhöhe seitlich anheben, Unterarme im 90-Grad-Winkel beugen und vor dem Körper zusammenführen. Die Handflächen aneinander legen, die Fingerspitzen zeigen nach oben, die Schultern sind tief. Die Ellbogen zusammenpressen, die Anspannung der Brustmuskulatur verstärken und die Arme anheben, so weit es geht. Wieder senken. 1

Schulterkick

Modelliert die Schultern.

- Stehen Sie aufrecht und nehmen Sie Gewichte in die Hände. Die Beine minimal beugen. Die Arme vor dem Körper hängen lassen, leicht anspannen. Die Handrücken zeigen nach vorn, die Ellbogen sind minimal gebeugt. Dann die Arme nach vorn bis auf Schulterhöhe anheben, den Oberkörper dabei stabil halten. Wieder senken. 2

1 **25- bis 30-mal**

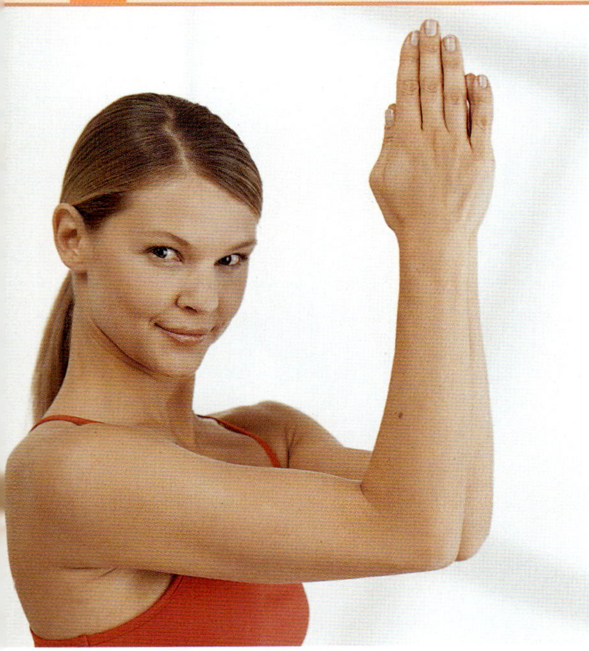

2 **25- bis 30-mal**

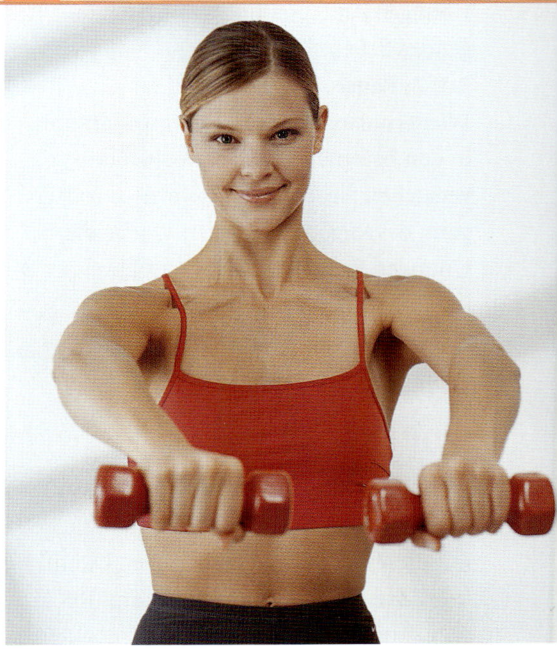

Trizepscurl

Strafft den Trizeps.

- Stellen Sie sich aufrecht hin und nehmen Sie eines oder beide Gewichte in die rechte Hand. Den rechten Arm nach oben ausstrecken und den Ellbogen mit der linken Hand fixieren. Dann die rechte Hand nach hinten zwischen die Schulterblätter sinken lassen. Wieder anheben. 3

Oberkörperstretch

Dehnt Brustmuskulatur und Schultern, formt den Oberkörper.

- Kommen Sie in den Vierfüßlerstand. Die Hände weit nach vorn stellen und das Gesäß nach hinten schieben. Den Blick zum Boden richten und die Schultern nach unten drücken, bis es im Brust-Schulter-Bereich angenehm zieht. 4

Nackenrelax

Dehnt den Nacken.

- Stellen Sie sich aufrecht hin und lassen Sie die Arme neben dem Körper hängen. Den Kopf zart nach rechts kippen lassen, die rechte Hand als Gewicht auf den Kopf legen, aber nicht daran ziehen. Mit dem linken Arm können Sie die Dehnung verstärken, indem Sie gegen die Bewegungsrichtung ziehen. 5 Die Seite wechseln.

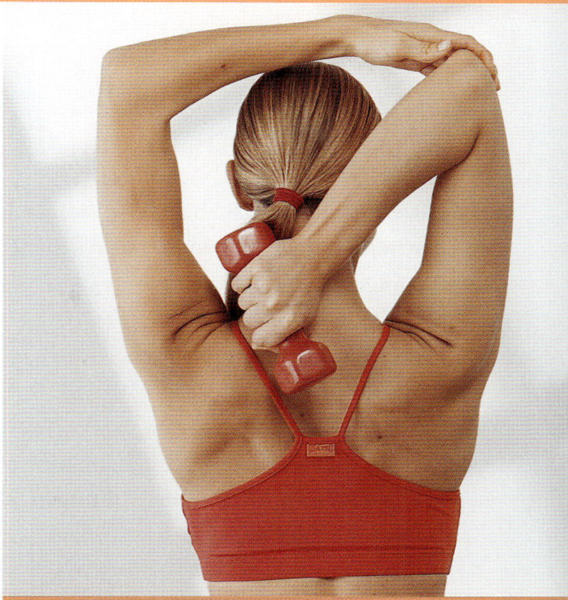

3 20- bis 25-mal je Seite

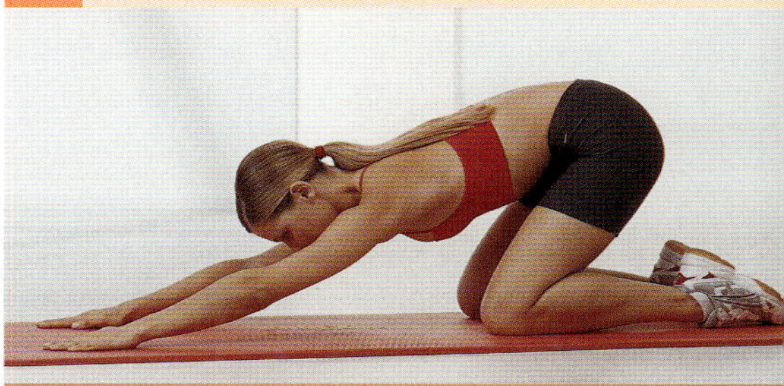

4 30 Sekunden

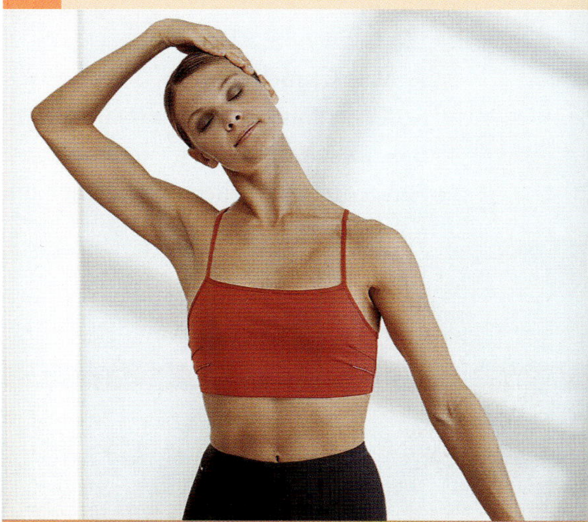

5 30 Sekunden je Seite

Trainingsplan Bauch

Für ein schnelles Flachbauch-Workout machen Sie über insgesamt vier Wochen das folgende Programm.

Tag 1: Cardiotraining je nach Trainingsstufe.

Tag 2: Bauch-Workout, bestehend aus **Warm-up** (ab S. 45) und den **Übungen**
1 Basic Crunch (S. 56),
2 Taillencrunch (S. 50),
3 Gerader Bauchpush (S. 62),
4 Balance-Wippe (S. 54).
Anschließend drei beliebige **Stretches** aus dem Bauchprogramm (S. 66–67).

Tag 3: Cardiotraining.

Tag 4: Pause.

Tag 5: Bauch-Workout, bestehend aus **Warm-up** (ab S. 45) und den **Übungen**
5 Leg Crunch (S. 52),
6 Reverse Crunch (S. 58),
7 Seitlicher Bauchpush (S. 64) und
4 Balance-Wippe (S. 54).
Anschließend drei beliebige **Stretches** aus dem Bauchprogramm (S. 66–67).

Tag 6: Pause.

Tag 7: Bauch-Workout, bestehend aus **Warm-up** (ab S. 45) und den **Übungen**
4 Balance-Wippe (S. 54),
8 Diagonaler Crunch (S. 60),
1 Basic Crunch (S. 56) und
2 Taillencrunch (S. 50).
Anschließend drei **Stretches** aus dem Bauchprogramm (S. 66–67).

Tag 8: Pause.

Tag 9: Bauch-Workout, bestehend aus **Warm-up** (ab S. 45) und den **Übungen**
3 Gerader Bauchpush (S. 62),
4 Balance-Wippe (S. 54),
8 Diagonaler Crunch (S. 60) und
6 Reverse Crunch (S. 58).

Tag 10: Cardiotraining.

Wiederholen Sie dann die Tage 1 bis 10 und absolvieren Sie die Übungen wenn möglich auf dem nächsthöheren Level. Danach die Tage 1 bis 8 auf dem höchstmöglichen Level absolvieren.

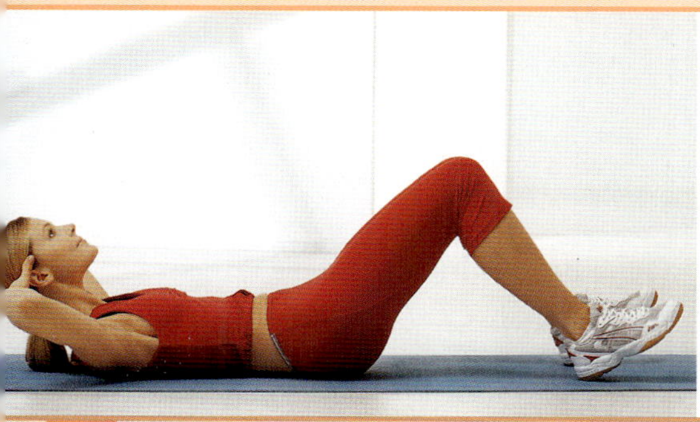

1 30- bis 40-mal

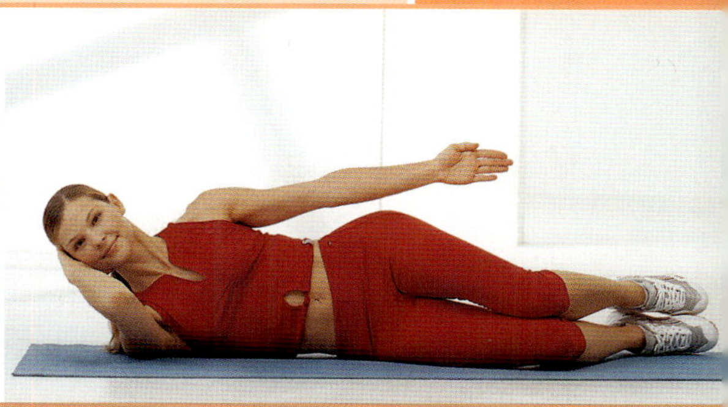

2 Je 12- bis 15-mal

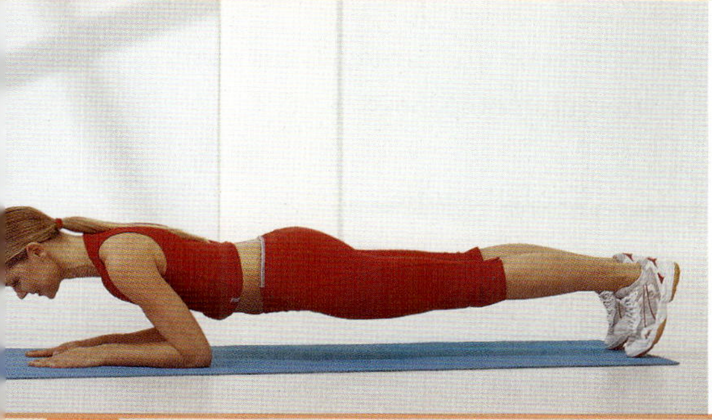

3 3-mal

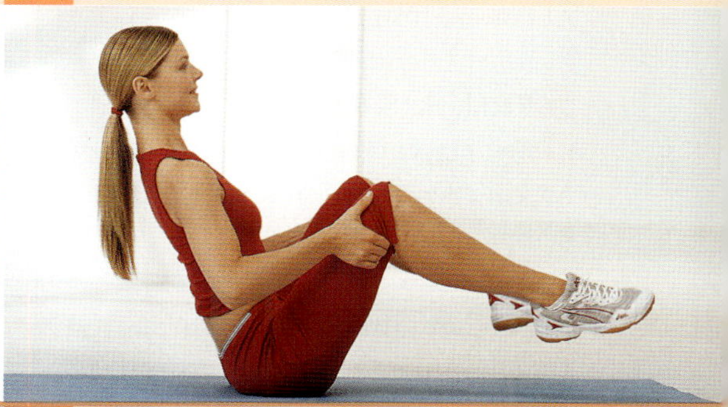

4 3-mal

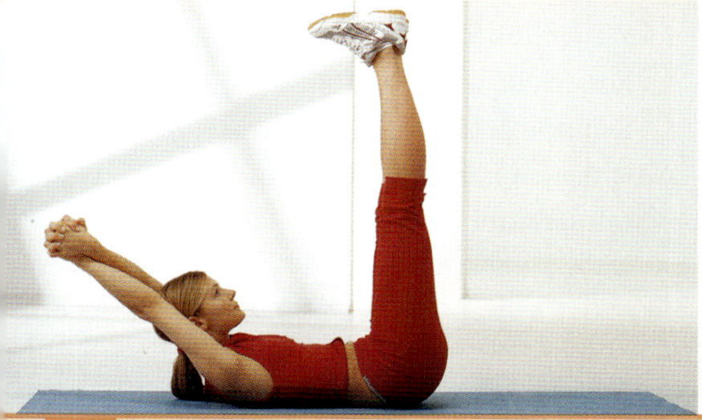

5 15- bis 20-mal

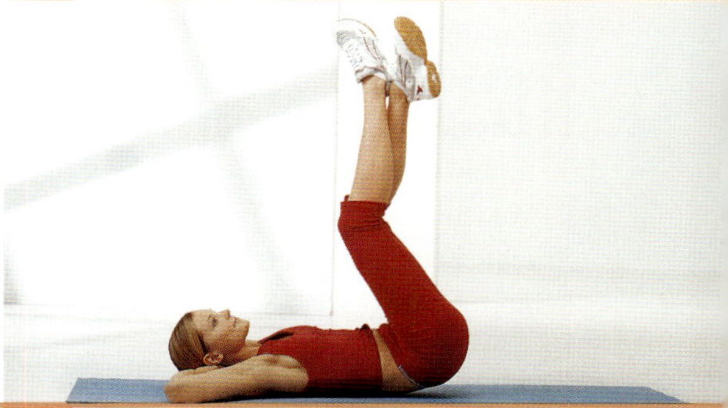

6 15- bis 20-mal

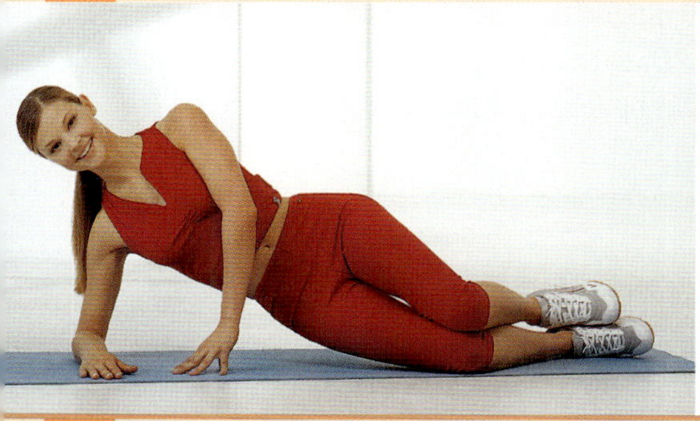

7 Je 2-mal

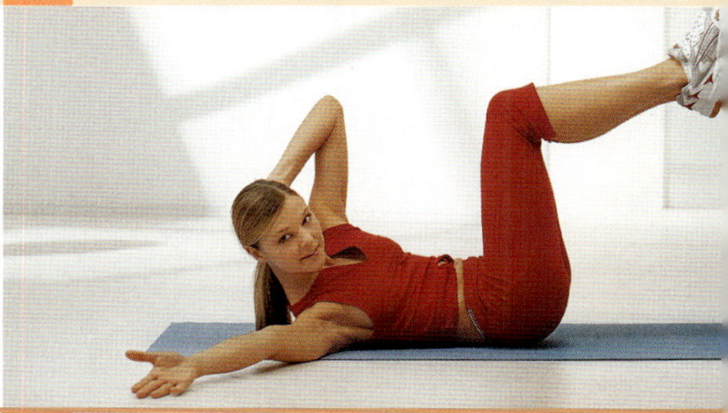

8 Je 30- bis 40-mal

Trainingsplan Beine

Blitzschnell die Beine in Form bringen – dieses Programm hilft Ihnen dabei.

Tag 1: Bein-Workout, bestehend aus **Warm-up** (ab S. 45) und den **Übungen**
1 Powerschritt (S. 70),
2 Schenkelcrunch (S. 76),
3 Backkick (S. 82) und
4 Beinpower (S. 84).
Anschließend drei **Stretches** aus dem Beinprogramm (S. 86–87).

Tag 2: Cardiotraining je nach Trainingsstufe.

Tag 3: Bein-Workout, bestehend aus **Warm-up** (ab S. 45) und den **Übungen**
8 Beinpush (S. 72),
2 Schenkelcrunch (S. 76),
5 Schenkelheber (S. 80) und
6 Wadenlift (S. 74).
Anschließend drei **Stretches** aus dem Beinprogramm (S. 86–87).

Tag 4: Cardiotraining.

Tag 5: Pause.

Tag 6: Bein-Workout, bestehend aus **Warm-up** (ab S. 45) und den **Übungen**
4 Beinpower (S. 84),
7 Seitenlift (S. 78),
1 Powerschritt (S. 70) und
5 Schenkelheber (S. 80).
Anschließend drei **Stretches** aus dem Beinprogramm (S. 86–87).

Tag 7: Cardiotraining.

Tag 8: Pause.

Tag 9: Bein-Workout, bestehend aus **Warm-up** (ab S. 45) und den **Übungen**
2 Schenkelcrunch (S. 76),
6 Wadenlift (S. 74),
1 Powerschritt (S. 70) und
4 Beinpower (S. 84).
Anschließend drei **Stretches** aus dem Beinprogramm (S. 86–87).

Tag 10: Cardiotraining.

Wiederholen Sie dann die Tage 1 bis 10 und absolvieren Sie die Übungen wenn möglich auf dem nächsthöheren Level. Danach die Tage 1 bis 8 auf dem höchstmöglichen Level absolvieren.

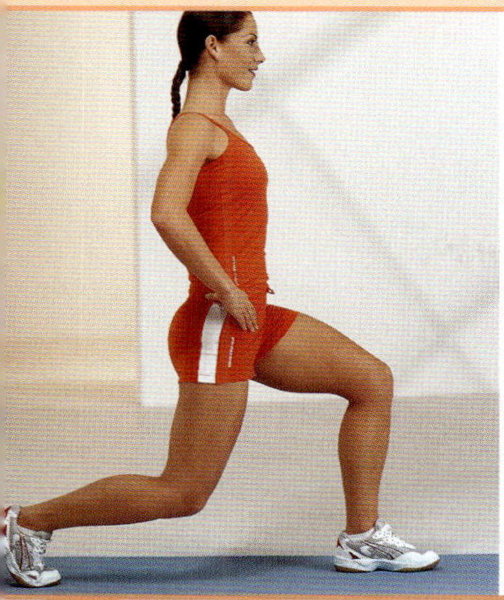

1 Je 20- bis 25-mal

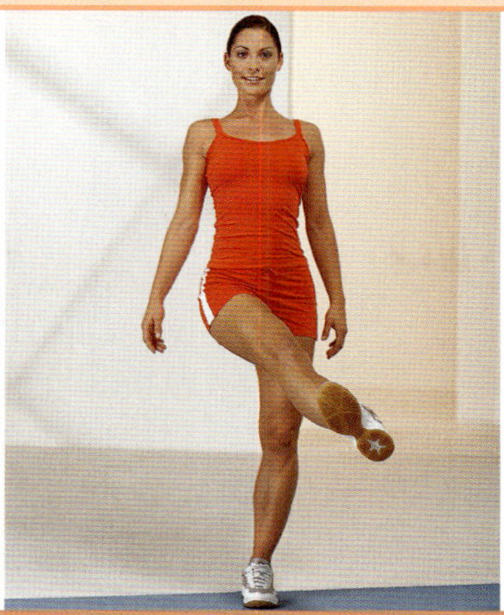

2 Je 25- bis 30-mal

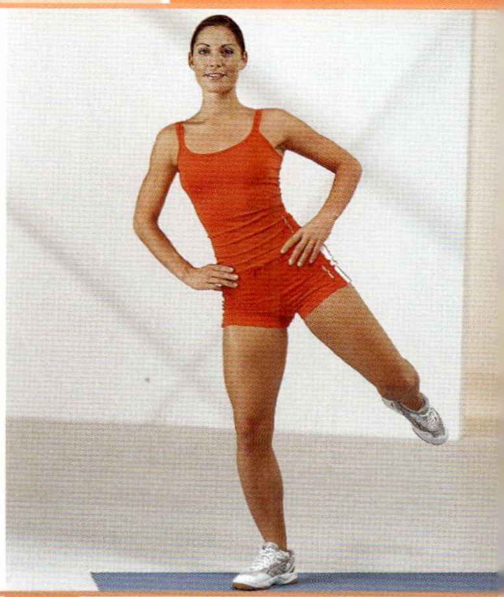

3 Je 35- bis 40-mal

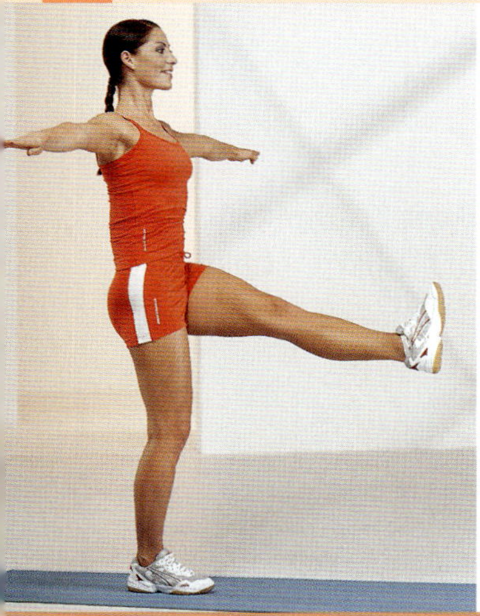

4 Je 15- bis 20-mal

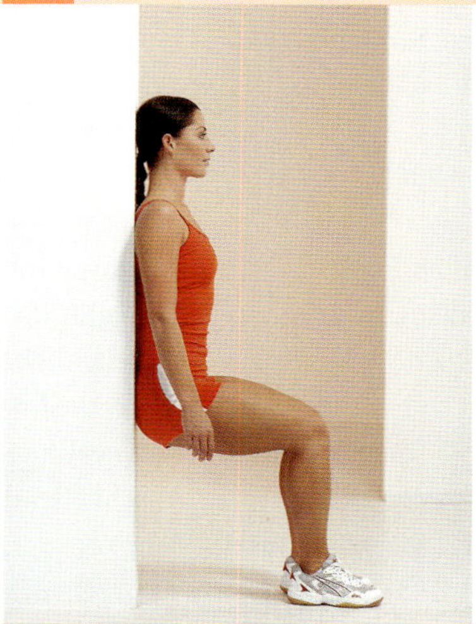

5 2-mal

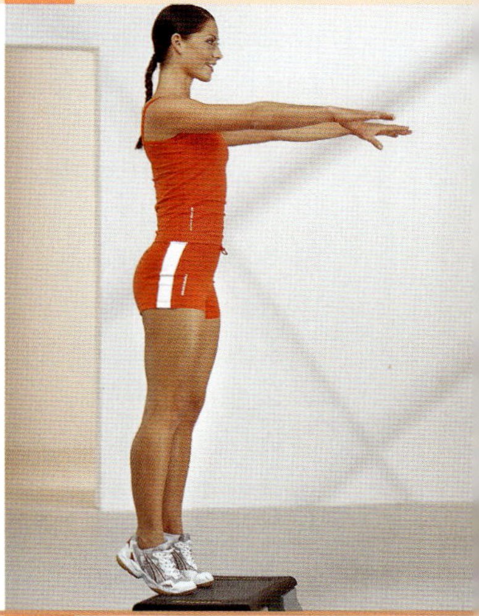

6 20- bis 25-mal

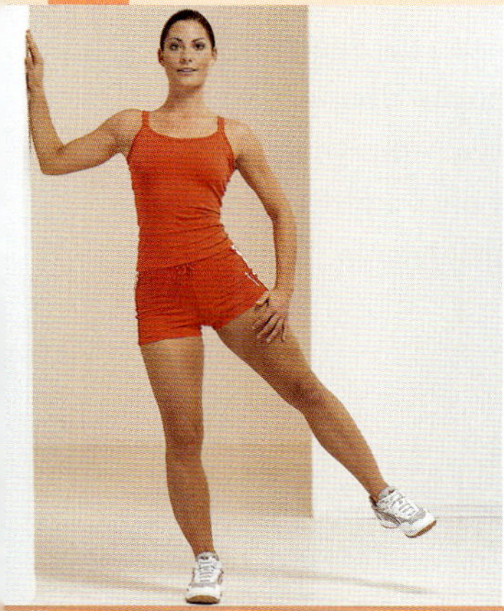

7 Je 20-mal

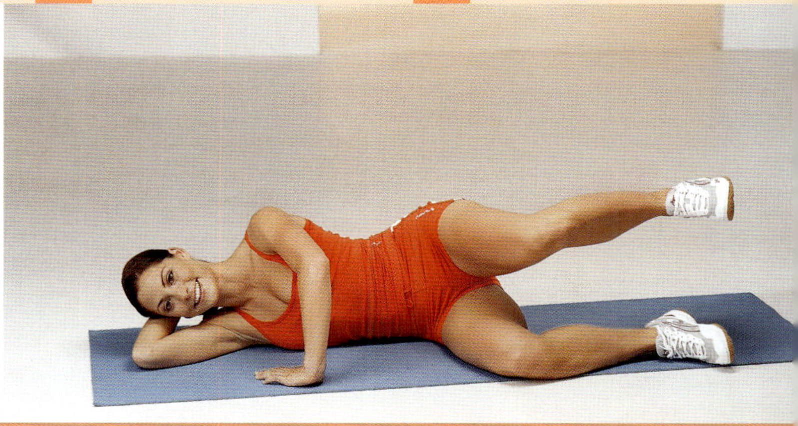

8 Je 25- bis 30-mal

Trainingsplan Po

Mit diesem Programm liften Sie das Gesäß in Rekordzeit.

Tag 1: Po-Workout, bestehend aus **Warm-up** (ab S. 45) und den **Übungen**
1 Hiplift (S. 90),
2 Tiefer Squat (S. 94),
3 Kneelift (S. 92),
4 Seitenheber (S. 100).
Anschließend drei beliebige **Stretches** aus dem Poprogramm (S. 104–105).

Tag 2: Cardiotraining je nach Level.

Tag 3: Po-Workout, bestehend aus **Warm-up** (ab S. 45) und den **Übungen**
4 Seitenheber (S. 100),
5 Leglift (S. 96),
6 Polift (S. 98),
7 Legpush (S. 102).
Anschließend drei beliebige **Stretches** aus dem Poprogramm (S. 104–105).

Tag 4: Cardiotraining.

Tag 5: Pause.

Tag 6: Po-Workout, bestehend aus **Warm-up** (ab S. 45) und den **Übungen**
3 Kneelift (S. 92),
7 Legpush (S. 102),
1 Hiplift (S. 90),
2 Tiefer Squat (S. 94).
Anschließend drei beliebige **Stretches** aus dem Poprogramm (S. 104–105).

Tag 7: Cardiotraining.

Tag 8: Pause.

Tag 9: Po-Workout, bestehend aus **Warm-up** (ab S. 45) und den **Übungen**
5 Leglift (S. 96),
4 Seitenheber (S. 100),
7 Legpush (S. 102),
3 Kneelift (S. 92).
Anschließend drei beliebige **Stretches** aus dem Poprogramm (S. 104–105).

Tag 10: Cardiotraining.

Wiederholen Sie dann die Tage 1 bis 10 und absolvieren Sie die Übungen wenn möglich auf dem nächsthöheren Level. Danach die Tage 1 bis 8 auf dem höchstmöglichen Level absolvieren.

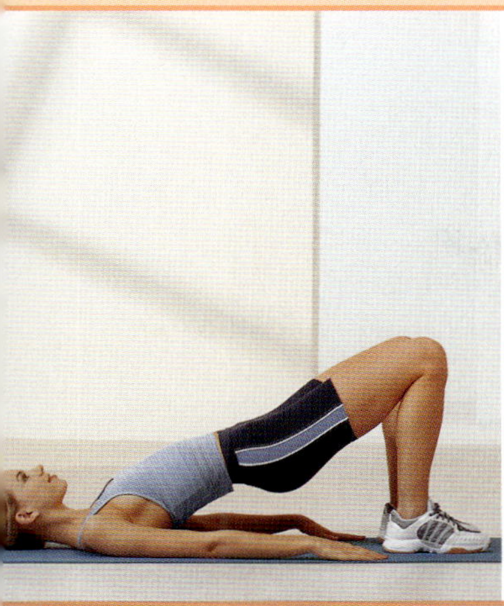

1 25- bis 30-mal

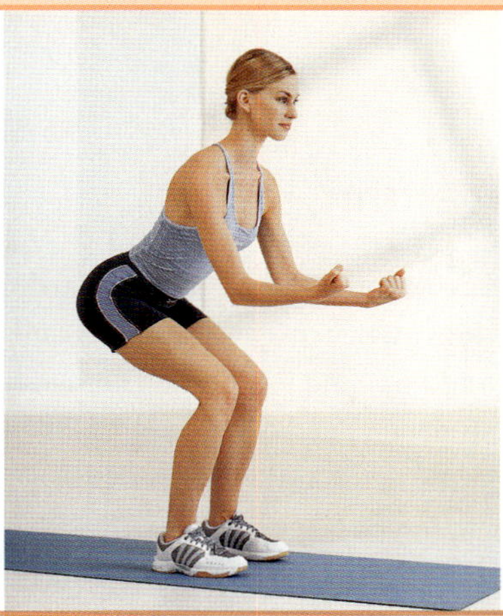

2 25- bis 30-mal

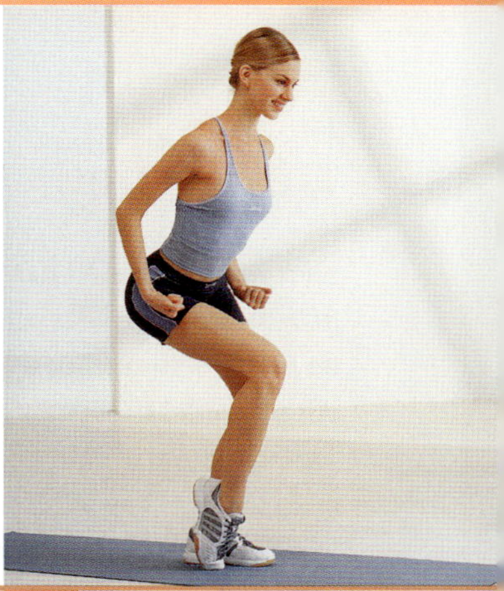

3 Je 15- bis 20-mal

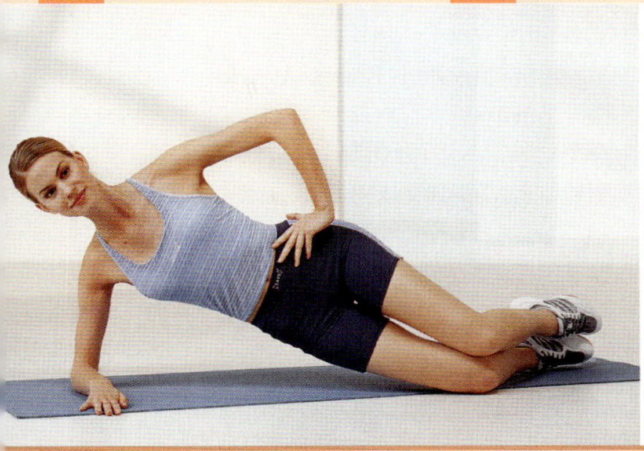

4 Je 20- bis 25-mal

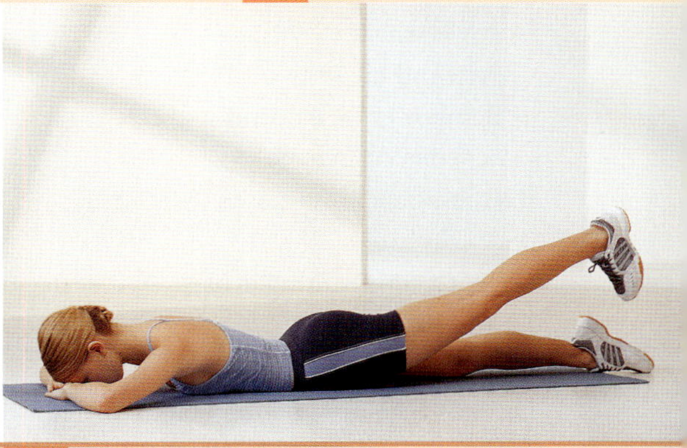

5 Je 20- bis 25-mal

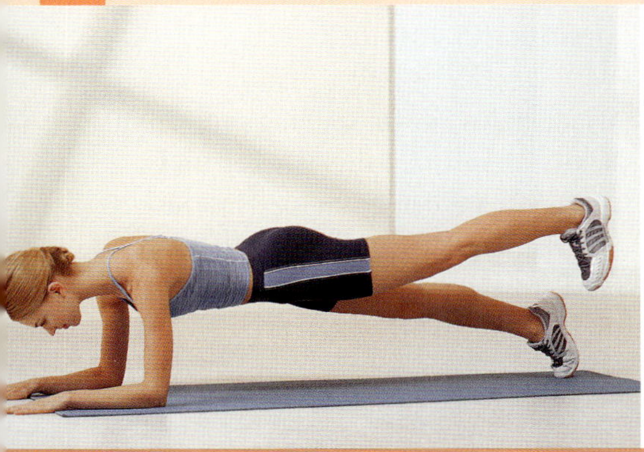

6 Je 10- bis 15-mal

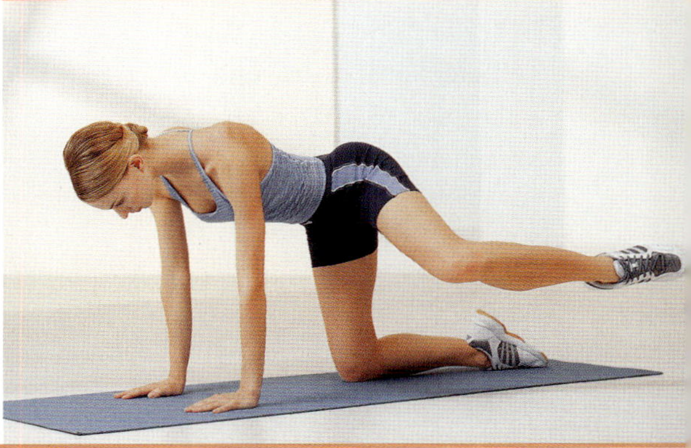

7 Je 25- bis 30-mal

Anti-Cellulite-Training

Hier finden Sie ein effektives Trainingsprogramm gegen das unschön aussehende Fettgewebe an Beinen und Po – und ein paar effektive Tipps, mit denen Sie die Dellen glätten können. Die Trainingsdauer sollte etwa vier Wochen betragen.

Tag 1: **Warm-up** (ab S. 45), dann folgende Übungen aus dem **Bein-Workout:**
1 Powerschritt (S. 70),
2 Seitenlift (S. 78),
3 Beinpower (S. 84) und
4 Schenkelcrunch (S. 76).
Stretching nicht vergessen (S. 86–87).

Tag 2: **Cardiotraining** je nach Trainingsstufe.

Tag 3: **Warm-up** (ab S. 45), dann folgende Übungen aus dem **Po-Workout:**
7 Hiplift (S. 90),
8 Leglift (S. 96),
5 Tiefer Squat (S. 94) und
9 Legpush (S. 102).
Anschließend **Stretching** (S. 104–105).

Tag 4: **Cardiotraining,** anschließend aus dem **Po-Workout** die Übung
6 Kneelift (S. 92) und
Stretching (S. 104–105).

Tag 5: **Warm-up** (ab S. 45), dann folgende Übungen aus dem **Bein-Workout:**
1 Powerschritt (S. 70) und
3 Beinpower (S. 84).
Fügen Sie aus dem **Bauch-Workout** die Übungen
10 Taillencrunch (S. 50) und
11 Leg Crunch (S. 52) hinzu,
anschließend **stretchen** (S. 66–67).

Tag 6: **Pflegen und verwöhnen Sie sich!**

Tag 7: **Cardiotraining,** anschließend aus dem **Po-Workout** die Übung
9 Legpush (S. 102) und
Stretching (S. 104–105).

Wiederholen Sie das Trainingsprogramm in den kommenden drei Wochen und versuchen Sie, den Übungslevel so zu steigern, dass Sie in Woche 4 die Übungen auf Level 3 durchführen.

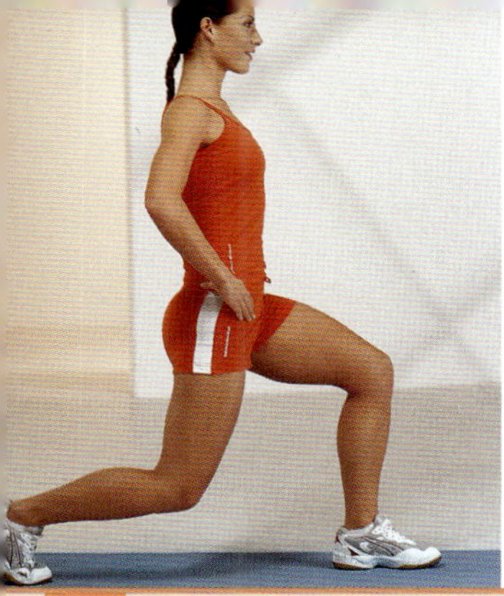

1 Je 20-mal

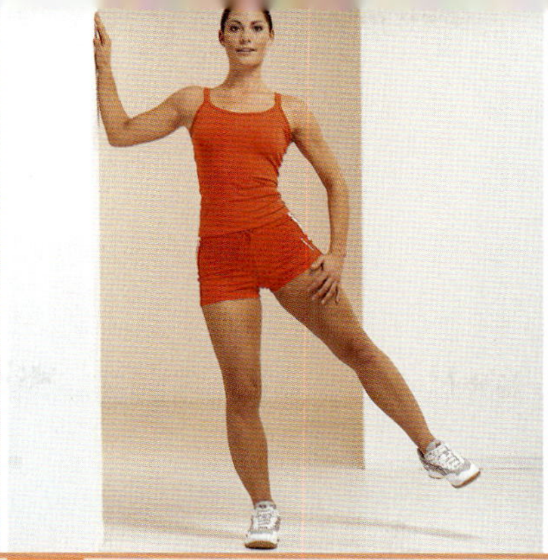

2 Je 20- bis 25-mal

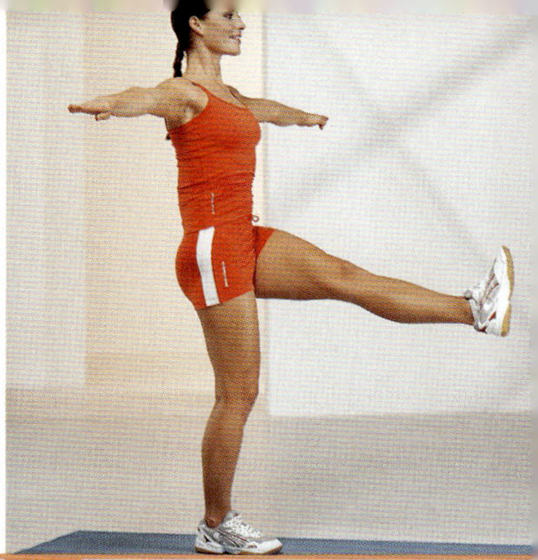

3 Je 15- bis 20-mal

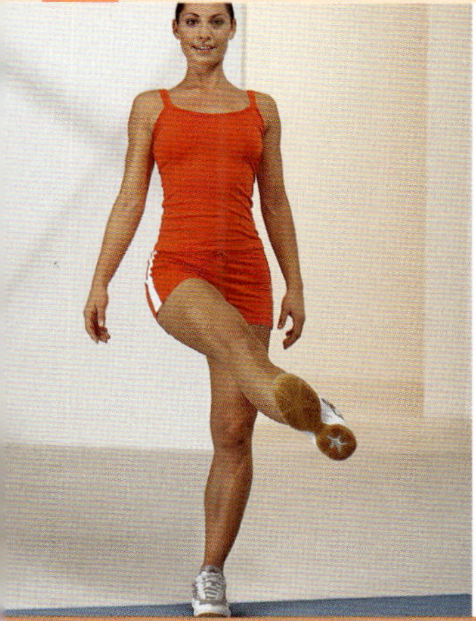

4 Je 25-mal

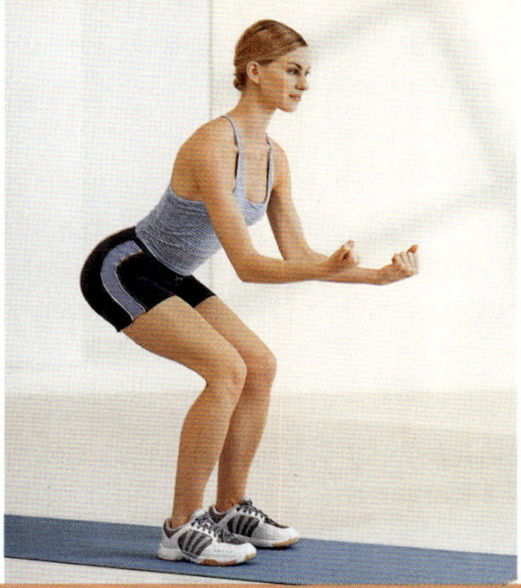

5 25- bis 30-mal

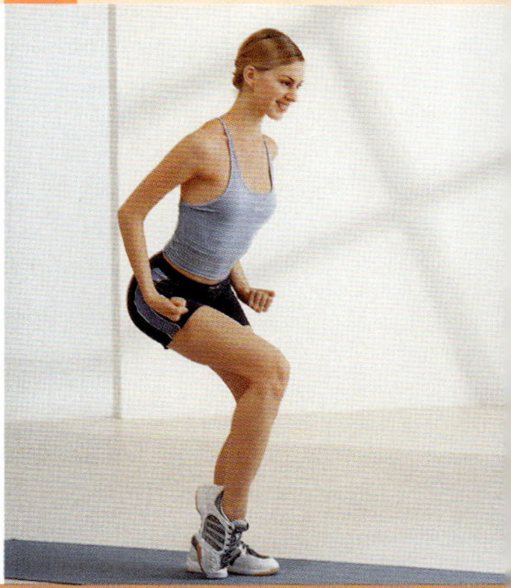

6 Je 15- bis 20-mal

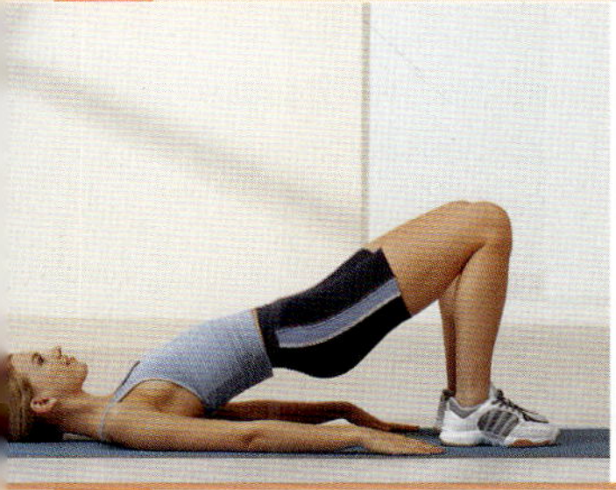

7 25- bis 30-mal

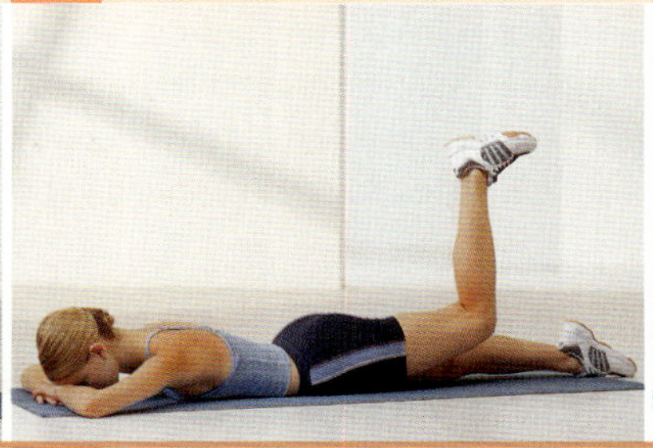

8 Je 20- bis 25-mal

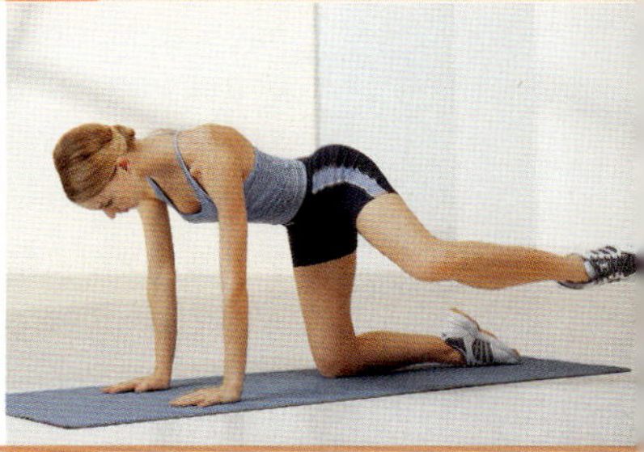

9 Je 25- bis 30-mal

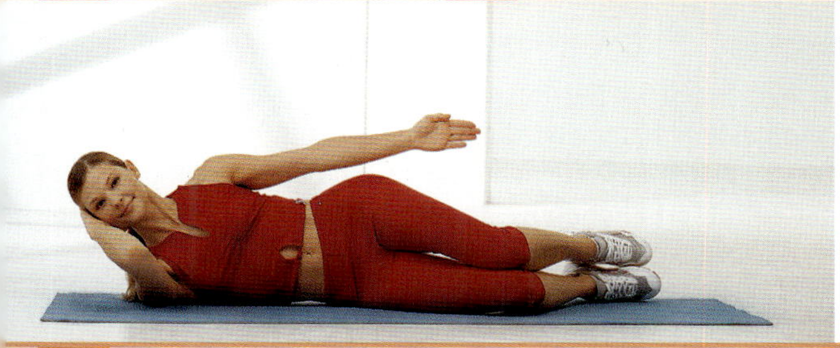

10 Je 12- bis 15-mal

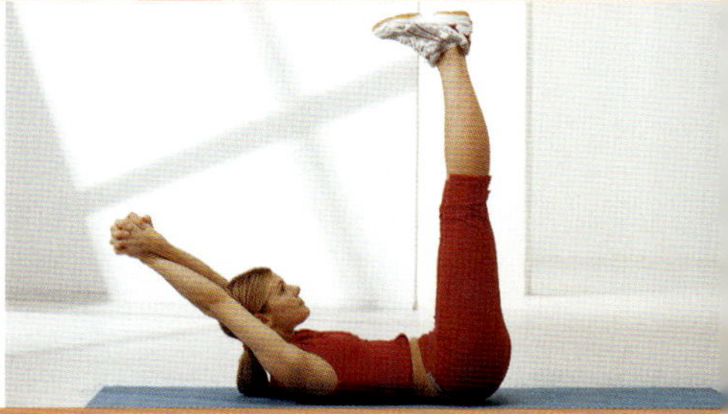

11 15- bis 20-mal

ERSTE HILFE BEI CELLULITE

Hier bekommen Sie einen Überblick über die neuesten Anti-Cellulite-Tipps:

HYPOXITRAINING

Sie werden mit dem Unterkörper in den Hypoxitrainer gesetzt, eine Art übergroßes Ei, in dem sich ein Ergometer befindet. Dann strampeln Sie 50 Minuten lang, während Unterdruck von 40 Millibar im Ei die Durchblutung ankurbelt. So kommen die Fettzellen in Bewegung, die Lymphe wird angeregt. Der Preis liegt bei etwa 250 Euro für 10 Behandlungen, die Sie in 14 Tagen durchführen sollten. Infos unter **www.hypoxi.com**

BASENBÄDER

Säuren aus der Nahrung lassen nach Meinung einiger Experten Schlacken entstehen, die sich im Körper ablagern. Von außen zugeführte Mineralstoffe und basische Bäder mit einem pH-Wert von 8,5 neutralisieren die Säuren und sollen so Cellulite lindern. Kostenfaktor: Etwa 20 Euro für ein Kilo Badezusatz. Infos unter **www.meine-base.de**

ALGEN

Dank des gehaltvollen Mineralstoff-Vitamin-Aminosäuren-Cocktails sollen Algen den Stoffwechsel im Fettgewebe in Schwung bringen. Die grünen Meerespflanzen können Sie innerlich und äußerlich anwenden. Wer intensiv angreifen möchte, kann auch eine Thalassokur machen. Produkte unter **www.thalassoplus.de**

VAKUUMTHERAPIE

Mit Saugglocken in Form von Glaskolben unterschiedlicher Größe wird die Durchblutung an den betroffenen Stellen verbessert. Dadurch sollen der Stoffwechsel angeregt, die Wände der Fettzellen durchlässiger und Fett abgebaut werden. Behandlungen können bei vielen Kosmetikerinnen gebucht werden.

EISWICKEL

Wenn Sie neben Cellulite auch zu Besenreisern neigen, können Sie es mal mit Eiswickeln versuchen. Neben Algenextrakten und Meersalz enthalten sie noch kühlendes Menthol und Kampfer. Die Wickel werden um die Beine gelegt und müssen eine Viertelstunde einwirken. Der Kälteschock soll die Fettverbrennung aktivieren und Wasser ausschwemmen. Zu bestellen unter **www.vitalga.de**

GLEITWELLENMASSAGE

In einer futuristischen Hose bekommen Sie bei dieser Anwendung eine Lymphdrainage. Die Hose besitzt aufblasbare Kammern, die rhythmisch mit Druckluft befüllt und entleert werden. So soll das Gewebe durchblutet und entschlackt werden. Infos unter **www.ant-cellulite-behandlung.de**

Zum Nachschlagen

Bücher, die weiterhelfen

> **Neumann, Georg / Pfützner, Arndt:** *Optimiertes Ausdauertraining.* Meyer & Meyer Verlag, Aachen

> **Markworth, Peter:** *Sportmedizin.* Rowohlt Verlag, Reinbek

> **Bimbi-Dresp, Michaela:** *Das große Pilates Buch.* GRÄFE UND UNZER VERLAG, München

> **Schwalenberg, Anja:** *Laufen – Power Schritt für Schritt.* Compact Verlag, München

> **Froböse, Ingo:** *Das Muskel-Workout.* GRÄFE UND UNZER VERLAG, München

> **Tschirner, Thorsten:** *8 Minuten sind genug.* GRÄFE UND UNZER VERLAG, München

> **Weineck, Dr. Jürgen:** *Sportbiologie.* Spitta-Verlag, Balingen

Internet-Links, die weiterhelfen

> **www.ninawinkler.de**
Homepage der Autorin. Hier finden Sie Infos zu Kursen und Veranstaltungen und können ein Personal Training buchen.

> **www.shape.de**
Die neuesten Fitness-Trends und interessante News rund um das Thema Problemzonen.

> **www.premium-personal-trainer.com**
Hier finden Sie bundesweit Trainer, die Ihr Training mit geschultem Blick noch effektiver machen können.

> **www.hypoxi.com**
Alle Informationen rund um das Unterdruck-Ei, das gegen Cellulite hilft.

> **www.dimos-k.de**
Homepage des Fitness-Experten und Ausbilders Dimos Ketsentzis.

> **www.educationinmove.com**
Alles über Aus- und Fortbildungen im Group-Training- und Fitness-Bereich in der Schweiz und in Österreich.

> **www.thera-band.de**
Homepage des Gymnastikband-Herstellers.

> **www.elixia.de**
Hier können Sie ein Fitness-Studio in Ihrer Nähe suchen.

> **www.moretomoveon.de**
Alles über Workshops, Aus- und Fortbildungen im Group-Fitness-Bereich in Deutschland.

Adressen, die weiterhelfen

Deutschland

> **Deutsche Gesellschaft für Ernährung**
Godesberger Allee 18
53175 Bonn
www.dge.de

> **Deutscher Oympischer Sportbund**
Otto-Fleck-Schneise 12
60528 Frankfurt am Main
www.dosb.de

> **Deutscher Verband für Gesundheitssport und Sporttherapie e. V.**
Vogelsanger Weg 48
50354 Hürth-Efferen
www.dvgs.de

> **Institut für Sporternährung e. V.**
In der Aue 30-32
61231 Bad Nauheim
www.isonline.de

Österreich

> **Österreichischer Fachverband für Turnen**
Schwarzenbergplatz 10
1040 Wien
www.oeft.at

> **Österreichische Gesellschaft für Ernährung**
Spargelfeldstraße 191
1220 Wien
www.oege.at

Schweiz

> **Schweizerischer Turnverband**
Bahnhofstrasse 38
5000 Aarau
www.stv-fsg.ch

> **Schweizerische Gesellschaft für Ernährung**
Schwarztorstraße 87
3001 Bern
www.sge-ssn.ch

Übungsregister

Sachregister

Impressum

Genehmigte Lizenzausgabe
für Nikol Verlagsgesellschaft
mbH & Co. KG
Hamburg, 2016

Programmleitung:
Ulrich Ehrlenspiel
Redaktion: Monika Rolle
Lektorat: Rita Steininger
Bildredaktion: Natascha Klebl
Titelabbildung:
chaoss/Shutterstock.com
Covergestaltung: Jürgen Hetz,
denksportler Grafikmanufaktur
Innenlayout: independent
Medien-Design
Herstellung: Petra Roth
Satz: Knipping Werbung
GmbH, München
Repro: Ludwig, Zell am See
Druck:
Gorenjski tisk storitve d.o.o.
Printed in Slovenia

Fotoproduktion: Marcel Weber
Weitere Fotos:
GU-Archiv: S. 24, 35, 128 f. (T. Roch); S. 15 (A. Hoernisch); S. 1, 3 re., 6, 8, 44 (J. Rickers); 2 li., 13, 22, 42 (M. Weber); 10, 17 (N. Olonetzky); 20 (M. Jahreiß); U3 unten (E. Geneletti). Jump: S. 30. Zefa: S. 4.

Für die freundliche Unterstützung der Fotoproduktion ein Dankeschön an:
- USA PRO
- Sport Scheck, München

Illustrationen:
Luitgard Kellner:
Seite 39, 49, 69, 89.
Detlef Seidensticker:
Seite 18, 19, 27.

ISBN 978-3-86820-322-6

www.nikol-verlag.de

Wichtiger Hinweis

Alle Ratschläge und Übungen in diesem Buch wurden von der Autorin sorgfältig recherchiert und in der Praxis erprobt. Sie sind für Menschen mit normaler Konstitution geeignet. Dennoch sind Sie selbst aufgefordert, in eigener Verantwortung zu entscheiden, ob und inwieweit Sie diese Vorschläge umsetzen können und möchten. Lassen Sie sich in allen Zweifelsfällen zuvor durch einen Arzt oder Therapeuten beraten. Weder Autorin noch Verlag können für eventuelle Nachteile oder Schäden, die aus den im Buch gegebenen praktischen Hinweisen resultieren, eine Haftung übernehmen.

Das Wichtigste auf einen Blick

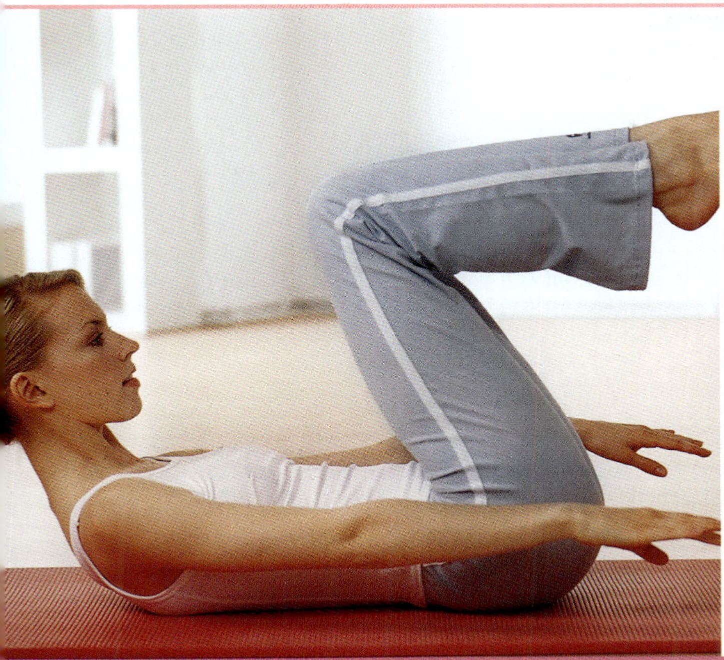

Leistungsgerecht trainieren

Über- oder unterfordern Sie sich nicht. Prüfen Sie alle paar Wochen, ob Sie sich eventuell noch steigern können, indem Sie einfach einmal die Übungen des nächsthöheren Levels ausprobieren. Doch Vorsicht: Lassen Sie auf jeden Fall die Finger davon, wenn Sie die Position noch nicht perfekt halten können!

DEHNEN MACHT SCHLANK

Regelmäßiges Stretching schützt Sie nicht nur vor Verletzungen beim Training, es lässt Sie auch größer und schlanker wirken und aufrechter gehen. Außerdem verleiht es Ihnen eine königliche Ausstrahlung! Denken Sie also auch im Alltag daran: Die Schultern zurücksetzen und den Kopf aufrecht halten, Bauchspannung aktivieren …

POWERN MIT SYSTEM

Cardiotraining hat beim Bauch-Beine-Po-Training einen ebenso großen Stellenwert wie die Muskelübungen selbst. Sie sollten es daher auf keinen Fall zu kurz kommen lassen. Mit Ausdauertraining bringen Sie Ihren Körper dazu, den Fettstoffwechsel anzukurbeln und den Kalorienverbrauch anzuheizen. Nur mit der idealen Kombination von Ausdauer- und Muskeltraining ist eine Veränderung der Figur wirklich möglich – Sie werden überrascht sein, wie gut das funktioniert. Schon in wenigen Wochen können Sie sich über erste Resultate freuen!

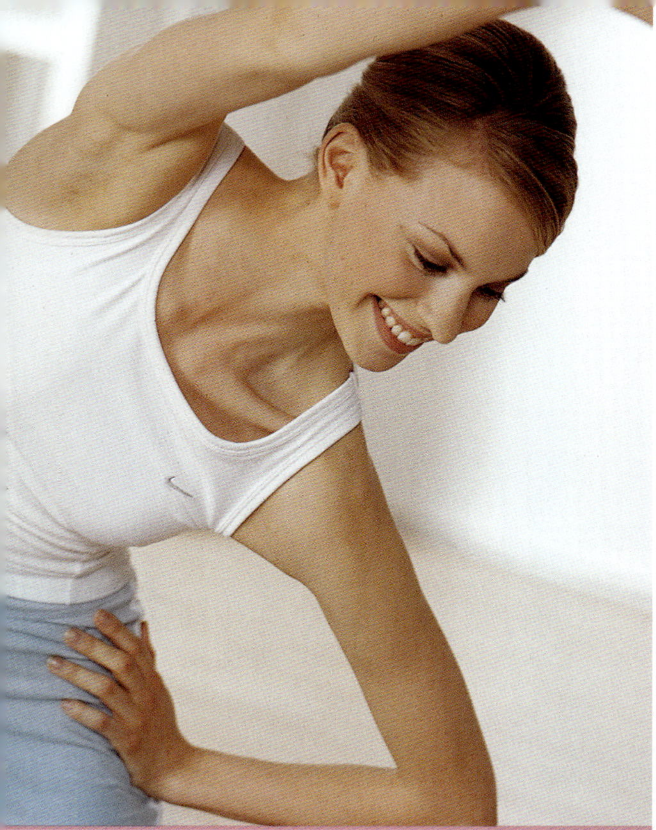

Termine mit dem Selbst

Ihr Training ist wichtig, weil Ihnen Ihr Körper wichtig ist, Sie etwas für Ihre Gesundheit und Ihre Figur tun möchten. Das sollte Ihnen mindestens genauso viel wert sein wie eine geschäftliche Besprechung oder eine Familienstunde. Und nicht nur Sie werden von dem Elan und der guten Laune profitieren, die Sie nach dem Üben für den Rest des Tages begleiten werden.

LANGSAM AUF TOUREN KOMMEN

Wärmen Sie sich vor jedem Workout unbedingt gründlich auf. Oder würden Sie einen Wagen im Winter sofort auf Hochtouren jagen? Genauso gerne möchten Ihre Muskeln langsam an das Training herangeführt werden. So vermeiden Sie Verletzungen und erhöhen den Bewegungsumfang Ihrer Muskeln. Es hilft Ihnen auch, die Übungen so korrekt wie möglich durchzuführen. Dies wiederum macht das Training effektiver.

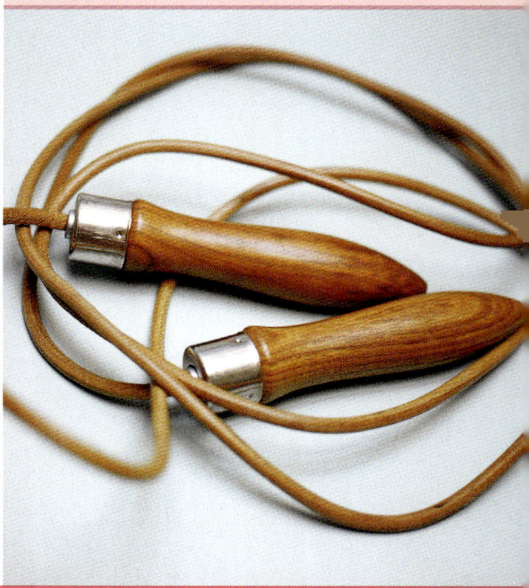

DAS MINUS AUF DEM KALORIENKONTO ...

... entscheidet über den Fett-weg-Faktor Ihres Trainings. Essen Sie ausreichend, also mindestens 1500 Kalorien täglich, und gestalten Sie Ihre Ernährung ausgewogen! Frisches Gemüse und Obst, Vollkornprodukte und hochwertige Pflanzenöle sollten häufig auf dem Speiseplan stehen – Zucker, Weißmehl und tierisches Fett dagegen so wenig wie möglich.